Daniel Illy

Patientenratgeber Depression – Therapie für den Alltag

Für Anne

Daniel Illy

Patientenratgeber Depression – Therapie für den Alltag

In 30 Tagen verstehen und verändern

1. Auflage

Mit Illustrationen von **Elisabeth Deim**

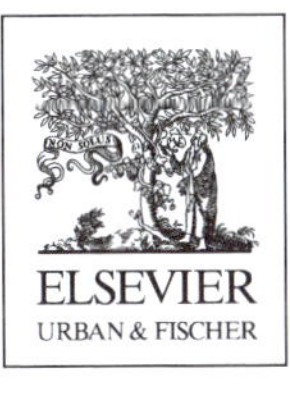

URBAN & FISCHER München

Zuschriften an:
Elsevier GmbH, Urban & Fischer Verlag, Hackerbrücke 6, 80335 München
u.jahn@elsevier.com

Wichtiger Hinweis für den Benutzer

Die Erkenntnisse in der Medizin unterliegen laufendem Wandel durch Forschung und klinische Erfahrungen. Der Autor dieses Werkes hat große Sorgfalt darauf verwendet, dass die in diesem Werk gemachten therapeutischen Angaben (insbesondere hinsichtlich Indikation, Dosierung und unerwünschter Wirkungen) dem derzeitigen Wissensstand entsprechen. Das entbindet den Nutzer dieses Werkes aber nicht von der Verpflichtung, anhand weiterer schriftlicher Informationsquellen zu überprüfen, ob die dort gemachten Angaben von denen in diesem Werk abweichen und seine Verordnung in eigener Verantwortung zu treffen.

Für die Vollständigkeit und Auswahl der aufgeführten Medikamente übernimmt der Verlag keine Gewähr.

Geschützte Warennamen (Warenzeichen) werden in der Regel besonders kenntlich gemacht (®). Aus dem Fehlen eines solchen Hinweises kann jedoch nicht automatisch geschlossen werden, dass es sich um einen freien Warennamen handelt.

Bibliografische Information der Deutschen Nationalbibliothek

Die Deutsche Nationalbibliothek verzeichnet diese Publikation in der Deutschen Nationalbibliografie; detaillierte bibliografische Daten sind im Internet über http://www.d-nb.de/ abrufbar.

1. Auflage 2015

Der Urban & Fischer Verlag ist ein Imprint der Elsevier GmbH.

15 16 17 18 19 5 4 3 2 1

Um den Textfluss nicht zu stören, wurde bei Patienten und Berufsbezeichnungen die grammatikalisch maskuline Form gewählt. Selbstverständlich sind in diesen Fällen immer Frauen und Männer gemeint.

Planung: Ursula Jahn, München
Lektorat: Bettina Lunk, München
Redaktion: Sonja Hinte, Bremen
Herstellung: Cornelia von Saint Paul, München
Satz: abavo GmbH, Buchloe/Deutschland; TnQ, Chennai/Indien
Druck und Bindung: Dimograf, Bielsko-Biała, Polen
Illustrationen: Elisabeth Deim, Dresden
Umschlaggestaltung: SpieszDesign, Neu-Ulm

ISBN Print 978-3-437-22951-0
ISBN e-Book 978-3-437-18833-6

Aktuelle Informationen finden Sie im Internet unter **www.elsevier.de** und **www.elsevier.com**

Vorwort

Wiederholt darauf angesprochen, wie ich auf die Idee kam, ein solches Buch zu schreiben, antwortete ich: „Ich hatte spontan den Gedanken etwas über Depressionen schreiben zu wollen." Ich erntete stets eine Mischung aus anerkennendem Nicken und ungläubigem Blick. In der Tat ist es rückblickend verwunderlich, was aus den ersten Notizen entstand, die ich auf dem Rückweg von der Arbeit in der U-Bahn zu Papier gebracht habe. Binnen weniger Monate ist daraus ein richtiges Buch geworden und als solches braucht es natürlich auch ein Vorwort. Was hatte mich also dazu bewogen, diesen Ratgeber zu schreiben?

Das Thema Depression ist heutzutage in aller Munde. Nahezu jeder kennt die Symptome wie anhaltend niedergedrückte Stimmung, tiefe Traurigkeit und innerliche Leere entweder selbst oder erlebt sie bei Verwandten oder im Bekanntenkreis. Neben dem Umstand, dass ein depressiver Mensch in unserer heutigen leistungsorientieren Gesellschaft schneller auffällt, ist das auch der begrüßenswerten Tatsache geschuldet, dass psychische Erkrankungen zunehmend keine Tabuthemen mehr darstellen und dementsprechend richtig als solche erkannt und behandelt werden. Dennoch scheinen sie vielen unnahbar und diese Unwissenheit erzeugt vielfach Ängste. Ich habe durch meinen Beruf als Arzt in der Psychiatrie tagtäglich mit depressiven Menschen und deren Angehörigen zu tun und bin oft auf die gleichen Fragen und Probleme gestoßen. Woher kommt die Depression? Was kann ich dagegen tun? Was macht diese Pille mit meinem Kopf? Was genau ist eine Psychotherapie? Werde ich wieder gesund?

Vermutlich war es die Häufung dieser Fragen, die mich veranlasste meine ganz persönlichen Antworten niederzuschreiben. Doch eine reine Informationsbroschüre war mir zu wenig; dafür liegt mir das Thema zu sehr am Herzen. Ich begann zu überlegen, wie man Psychotherapie in Textform betreiben konnte. War das überhaupt möglich? Anfangs wusste ich nicht, ob das Konzept aufgehen konnte, es war für mich eine neue Erfahrung. Ich habe mit vielen depressiven Patienten Psychotherapie durchgeführt. Jeder von ihnen hat sein Päckchen mit individuellen Schwierigkeiten in die Therapiestunde mitgebracht. Jeder von ihnen begann irgendwann das Päckchen nach und nach auszupacken und mit mir zu bearbeiten. Trotz aller Individualität ähneln sich die Schwierigkeiten im Kern. Ich versuchte ein Inhaltsverzeichnis mit Themen zu erstellen und siehe da: Es ließ sich ein roter Faden erkennen. Themen, die für alle meine bisherigen Patienten wichtig waren. Themen, die meine Patienten im Rahmen der Therapie schrittweise so verändern konnten, dass sie sich weniger depressiv gefühlt haben. Die entscheidende Frage blieb: War es möglich, selbstständig Therapie im Alltag zu betreiben?

Die Resonanz auf die ersten Kapitel war sehr positiv, viele meiner Patienten schienen auf genau so eine Art Ratgeber gewartet zu haben. Aus der spontanen Lust am Schreiben war ein Auftrag geworden. Der Ehrgeiz hatte mich gepackt. Ich steckte viel Zeit in dieses Projekt, arbeitete an einem guten Resultat. Die Entscheidung, den Text mit Illustrationen zu veranschaulichen, fiel in diese Zeit. Ich kontaktierte verschiedene Illustratoren und ließ sie das Bild mit dem Mammut probezeichnen. In einer Abstimmung einiger meiner Patienten setzte sich dann meine Favoritin Frau Deim durch. Mit dem Text und den fertigen Bildern war der Auftrag meiner Patienten und ihrer Angehörigen abgeschlossen, doch was nun?

Das Gesamtwerk war in meinen Augen so schön geworden, dass ich es schade gefunden hätte, es nicht in Form eines richtigen Buches zur Verfügung stellen zu können. Ich begann Verlage anzuschreiben; nie im Leben hätte ich mit einer positiven Antwort gerechnet. Umso erfreuter war ich, als ich bemerkte, dass das von mir entwickelte Konzept des Buches bei einem renommierten Verlag Anklang fand. Mein Dank geht deshalb an den Elsevier-Verlag für die Unterstützung und kompetente Umsetzung des Projekts. Insbesondere Frau Jahn, Frau Lunk und Frau Hinte ist es zu verdanken, dass aus meinen anfänglichen Notizen dieses wundervolle Buch geworden ist.

Ich hoffe, es wird für Sie, liebe Leserin und lieber Leser, ein wertvoller Ratgeber. Über Ihre Rückmeldungen diesbezüglich würde ich mich sehr freuen. Die Entwicklung dieses Buches ist für mich äußerst positiv, ich hoffe Sie können nach dem Lesen dasselbe über Ihre Depression sagen. Das jedenfalls wäre für mich der schönste Grund, diesen Ratgeber geschrieben zu haben.

Berlin, Frühjahr 2015
Dr. med. Daniel Illy

Abbildungsverzeichnis

Der Verweis auf die jeweilige Abbildungsquelle befindet sich bei allen Abbildungen im Werk am Ende des Legendentextes in eckigen Klammern.

L265	Elisabeth Deim, Dresden
M936	Dr. med. Daniel Illy, Berlin

Zum Autor

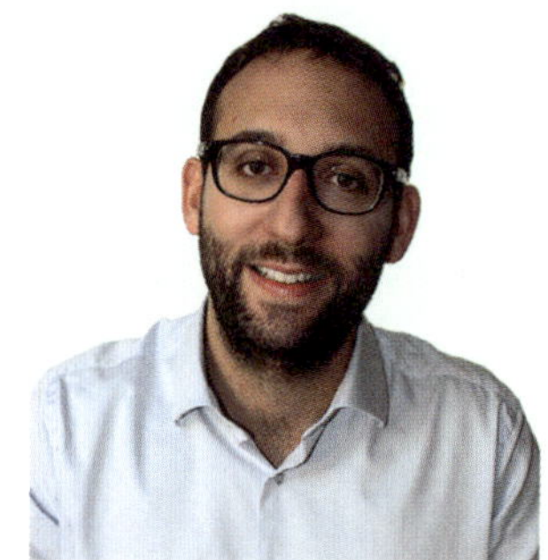

Dr. med. Daniel Illy
(geboren 1985 in Frankfurt am Main) zog es nach dem Medizinstudium von Mainz nach Berlin. Dort arbeitet er seit 2012 als Assistenzarzt in der Psychiatrie. Im Rahmen seiner beruflichen Tätigkeit und psychotherapeutischen Ausbildung hatte er die Möglichkeit mit vielen an Depression erkrankten Patienten zu arbeiten. Aus dieser Arbeit und der Leidenschaft am Schreiben entstand der folgende Ratgeber.

Inhaltsverzeichnis

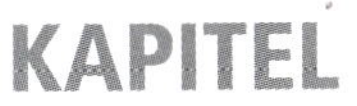

1 Eine Einführung

Depressionen sind keine seltenen Erkrankungen und spielen eine zunehmend größere Rolle. Etwa jeder Fünfte erkrankt im Laufe seines Lebens an einer Depression und zeigt damit ein Symptombild, welches das genaue Gegenteil von Perfektionismus und Leistungsbereitschaft darstellt, wie sie in unserer Leistungsgesellschaft häufig gefordert werden. Ein schwer depressiver Mensch kann nicht mehr arbeiten, er ist nicht mal mehr in der Lage aus dem Bett aufzustehen und sich was zu Essen zu machen.

Als Arzt in einer psychiatrischen Klinik habe ich täglich mit vielen depressiven Menschen zu tun. Sie kommen in die Klinik, weil sie ihren Alltag nicht mehr alleine bewältigen können. Der Hauptgrund für den Beginn einer Behandlung ist der Verlust der Alltagsfähigkeit. Geld verdienen, Partnerschaft, Familie, Freundeskreis, das alles sind von der Gesellschaft definierte Alltagsvariablen. Ist man nicht mehr fähig, diesen Variablen ausreichend nachzukommen, verliert man seine Alltagsfähigkeit. Man fällt aus dem Raster und fühlt sich nicht mehr als vollwertiger Mensch.

Ein depressiver Patient ist auf allen Ebenen seines Gefühlslebens beeinträchtigt. Er denkt, fühlt und handelt depressiv und fördert damit die Depression. Ein Teufelskreis. Die Verhaltenstherapie im Rahmen der Behandlung von Depressionen setzt als Hilfe zur Selbsthilfe an diesem Kernproblem an. Sie hinterfragt fehlerhafte Verhaltensweisen wie zum Beispiel einen ungesunden Perfektionismus und soll schließlich zu einem Umdenken führen. Als Therapeut vermeidet man es, Ratschläge zu geben; der Patient soll den für sich passenden Lösungsweg finden, ansonsten ist die Therapie wirkungslos.

Daher versteht sich dieses Buch auch nicht als klassischer Ratgeber. Es kann und soll auch keine intensive Psychotherapie ersetzen. Ich versuche mit diesem Buch einen Mittelweg zu gehen. Erprobte wissenschaftliche Therapien sollen im Alltag angewendet werden. Dieses Buch richtet sich nicht nur an depressive Patienten, Angehörige oder Menschen, die glauben, vielleicht depressiv zu sein. Es soll auch für jene informativ und kurzweilig sein, die sich noch nie mit dem Thema Depression beschäftigt haben. Das Buch ist deshalb in 30 kurze Kapitel gegliedert. Auf diese Weise kann ein Kapitel am Tag gelesen und bearbeitet und der Inhalt umgesetzt werden.

Auf eine allzu wissenschaftliche Darstellung wurde zugunsten der Alltagstauglichkeit wo möglich ganz bewusst verzichtet. Vielmehr stützt sich das Buch zu großen Teilen auf meine persönlichen Erfahrungen bei der Behandlung dieser Erkrankung. Das Buch ist als informativer Leitfaden für das

Thema depressive Erkrankungen gedacht. Am Ende soll der Leser einen vollständigen Überblick über das Thema gewinnen. Außerdem soll das Buch, sofern notwendig, den Anstoß dazu geben, sich professionelle Hilfe unter ärztlicher bzw. therapeutischer Leitung zu suchen.

Wie der Titel bereits verrät, soll das Buch auch Veränderungen bewirken. Dazu wurde der Schwerpunkt auf ein typisches verhaltenstherapeutisches Behandlungsschema zur Therapie depressiver Erkrankungen gelegt. Am Ende eines Kapitels findet sich eine kurze Aufgabe zum Vertiefen des Kapitels. Diese ist im Übrigen auch für nicht depressive Menschen interessant. Wir alle zeigen im Alltag vielleicht mehr depressionsförderndes Verhalten, als uns lieb ist.

Zur besseren Lesbarkeit wurde bewusst auf die Nennung beider Geschlechter verzichtet. Ein Therapeut ist in diesem Buch daher auch immer eine Therapeutin und eine Patientin kann auch ein Patient sein.

Nach der Lektüre werden Sie das Thema Depression mit anderen Augen sehen und bestenfalls einen wichtigen Schritt in Richtung psychischer Gesundheit gemacht haben. Einem Großteil meiner Patienten, ohne die dieses Buch nicht möglich wäre und denen vorab mein größter Dank gilt, ist dies gelungen.

KAPITEL

2 Was ist eine Depression?

Anzeichen einer Depression

Depressionen sind sehr häufige psychische Erkrankungen, bei denen das Gefühlsleben der Patienten leidet. Dem Wortsinn nach bedeutet Depression, dass der Betroffene „niedergedrückt" ist. Und tatsächlich stehen die niedergedrückte Stimmung und Traurigkeit, der Verlust der Möglichkeit, Freude zu empfinden, Antriebslosigkeit, eine emotionale Leere, ein negatives Selbstbild mit einem Gefühl der Wertlosigkeit und häufig eine tiefe Hoffnungslosigkeit im Vordergrund (➢ Abb. 1). Viele depressive Erkrankungen werden zudem von körperlichen Symptomen wie Schmerzen und Unwohlsein begleitet. Viele Patienten beklagen Schlafstörungen, Verlust des Appetits und Abnahme des sexuellen Verlangens. Der Denkapparat funktioniert nicht mehr, es treten Konzentrationsstörungen auf. Der Körper ist ermattet und kraftlos, gleichzeitig besteht häufig eine starke innere Unruhe. Ein Dauerzustand chronischer Erschöpfung stellt sich ein, so wie nach einer viel zu kurzen Nacht, allerdings auf viele Wochen ausgedehnt.

Unter diesem Zustand leiden die Patienten sehr, haben aufgrund der Symptome aber oft auch keine Kraft, den ersten Schritt zu einer Behandlung zu tun. Im Extremfall belasten die Beschwerden den Betroffenen so stark, dass der Wunsch entsteht, sterben zu wollen. Wird in solchen Fällen keine professionelle Hilfe in Anspruch genommen, kann es zu Suizidversuchen und schlimmstenfalls Selbsttötungen kommen.

Deutlich seltener werden Depressionen auch von sogenannten psychotischen Symptomen begleitet, also Zuständen, in denen der Patient Wahnideen hat und zum Beispiel davon überzeugt ist, für alles Schlechte auf der Welt verantwortlich zu sein, oder sich von Geheimdienst und Polizei verfolgt fühlt.

Wann treten Depressionen auf?

Nahezu jeder Fünfte erkrankt im Laufe seines Lebens an einer Depression, wobei bestimmte Risikofaktoren existieren. Frauen erkranken häufiger als Männer, wobei zu bemerken ist, dass die Erkrankung bei Männern in manchen Fällen nicht richtig diagnostiziert wird, da sie gelegentlich nicht typisch verläuft (vermehrte Gereiztheit). Depressionen können in jedem Lebensalter auftreten, beginnen jedoch häufig um das 30. Lebensjahr herum. Immer, wenn sich Lebenssituationen verändern, besteht ein erhöhtes Risiko, an Depressionen zu erkranken, zum Beispiel auch nach erfolgreichem Schulabschluss oder während einer Schwangerschaft. Aber auch bei alten Menschen spielt die Depression eine immer größere Rolle. Entscheidend sind zudem psychosoziale Faktoren. Alleinstehende, Geschiedene und Menschen aus schwierigen sozialen Verhältnissen erkranken häufiger.

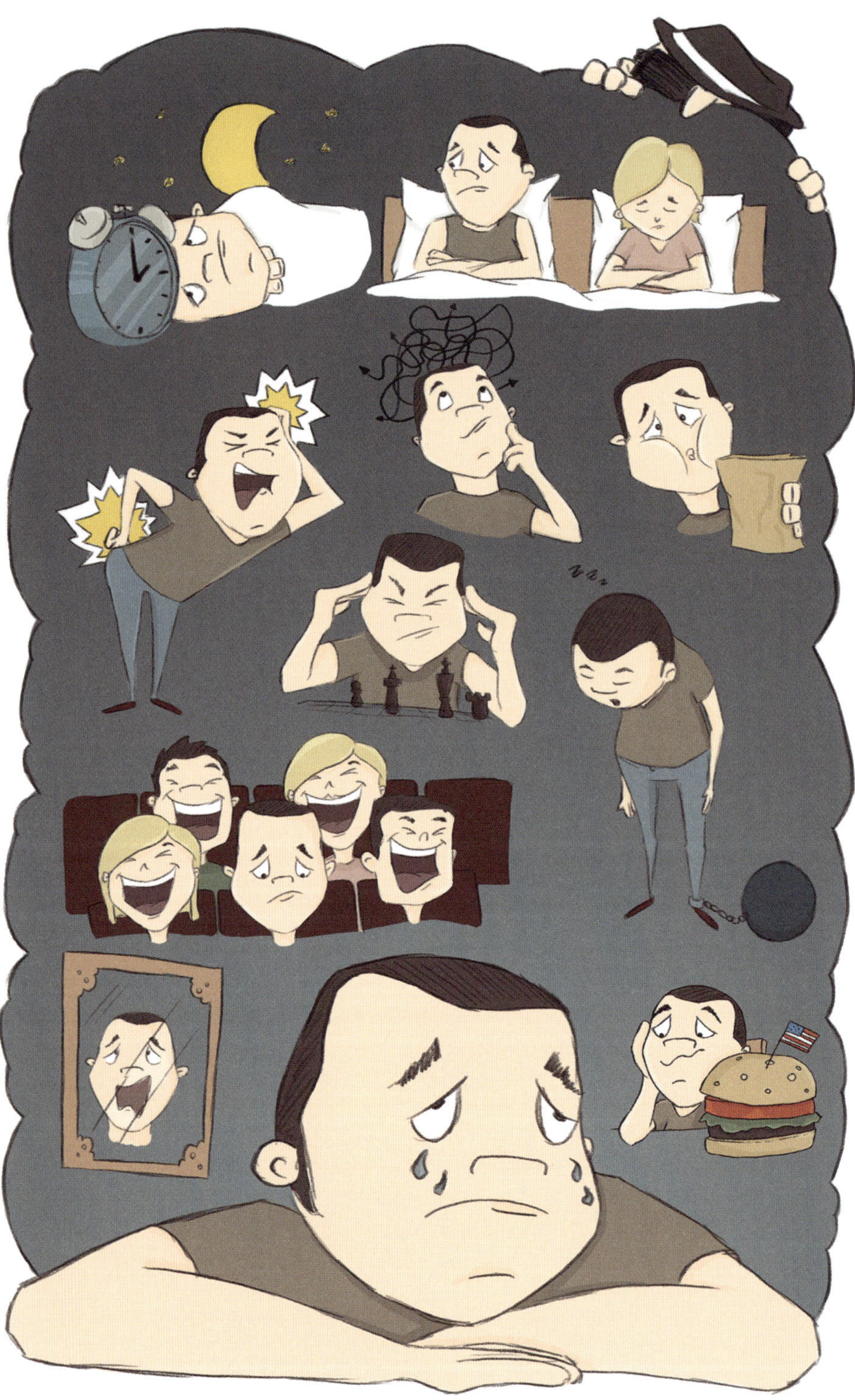

Abb. 1 Symptome der Depression [L265]

Problematisch bei der Diagnose einer Depression ist die Tatsache, dass man solche Gefühlszustände auch aus dem normalen Alltag kennt. Die Unterscheidung zwischen einem noch normalen Zustand und einer Depression ist mitunter schwierig. Letztlich entscheidend sind die Schwere der Symptome und die Dauer der einzelnen depressiven Episode.

Wo findet man Hilfe?

Selbstverständlich ist man nach dem Tod eines geliebten Menschen einige Wochen lang traurig, hat keinen Appetit und kommt morgens nicht aus dem Bett. Wenn sich dies allerdings im Verlauf nicht mehr bessert oder die Symptome schlimmer werden, dann sollte man genauer hinschauen. Hilfe bieten jede psychiatrische Klinik, Beratungsstellen oder das ambulante Versorgungssystem, das heißt auf psychische Erkrankungen spezialisierte Ärzte, also Psychiater oder Nervenärzte, die nach dem Hausarzt oft der nächste Ansprechpartner sind.

Der Psychiater kann aufgrund seines ärztlichen Hintergrunds zum Beispiel eine medikamentöse Behandlung einleiten oder in die Klinik überweisen. Psychologen hingegen haben einen rein psychologischen Hintergrund und führen im ambulanten System überwiegend Psychotherapien durch. Wie genau das ambulante System funktioniert, wird im Verlauf der Lektüre dieses Ratgebers deutlicher werden. In jedem Fall ist festzuhalten, dass der Kontakt zum psychiatrischen Hilfesystem zu empfehlen ist, wenn die oben genannten Symptome länger bestehen, besonders schwerwiegend sind oder gar der Wunsch, nicht mehr leben zu wollen, besteht. Denn eine gute Nachricht vorab: Depressionen sind behandelbar und man selbst kann dazu am meisten beitragen.

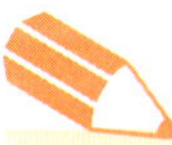

NUN SIND SIE GEFRAGT!

Erstellen Sie eine Liste mit den im Text genannten Symptomen.
Formulieren Sie vorab schriftlich Ihre Fragen an dieses Buch. Was ist Ihnen besonders wichtig zu erfahren? Was wissen Sie bereits über depressive Erkrankungen? Am Ende dieses Ratgebers werden Sie diese Liste noch einmal durchgehen und Ihren Lerneffekt vergleichen.

KAPITEL

3 Die Spirale der Depression

Anders als viele körperliche Erkrankungen entwickeln sich seelische Erkrankungen oft langsam und schleichend. Ein gebrochenes Bein fällt in den allermeisten Fällen unmittelbar auf, eine gebrochene Seele nicht. Das macht die Diagnostik psychischer Erkrankungen mitunter schwierig. Entscheidend ist jedoch, dass der Betroffene häufig gar nicht wahrnimmt, an einer Depression zu leiden. Demzufolge begibt er sich auch nicht in Behandlung, sodass die meisten Depressionen auch nicht erkannt werden.

Im Gespräch mit meinen Patienten nutze ich oft den Vergleich einer Veränderung des Körpergewichts. Man selbst sieht sich meistens täglich im Spiegel und nimmt gar nicht wahr, ob man im Verlauf der letzten Monate zu- oder abgenommen hat. Man sieht sich ja jeden Tag und bemerkt Veränderungen nicht sofort. Trifft man jedoch einen Bekannten, der einen schon länger nicht gesehen hat, fallen häufig Sätze wie: „Du hast aber abgenommen!" oder „Du bist aber pummelig geworden!".

Wie eine Depression beginnt

Ähnlich ist es mit der Depression. Am Anfang steht häufig eine vermeintlich vorübergehende depressive Verstimmung. Der Betroffene zieht sich zunehmend zurück, erlebt dadurch weniger positive Dinge und die sogenannte Depressionsspirale nach unten beginnt: Es kommt zu noch mehr Rückzug, vermehrten Grübeleien, zum Verlust von Antrieb und Appetit, Schlafstörungen und schlimmstenfalls zu lebensmüden Gedanken. Je tiefer man in der Spirale nach unten rutscht, desto schwieriger wird es, dort wieder alleine herauszukommen. Absolut entscheidend ist, frühzeitig professionelle Hilfe in Anspruch zu nehmen. Ihr Hausarzt kann Sie an die entsprechenden Spezialisten weiterleiten und nötigenfalls die sofortige Aufnahme in die Klinik veranlassen.

Oftmals sind mit diesem Schritt Ängste verbunden. Wer ist schon gerne im Krankenhaus? Und noch dazu in einer psychiatrischen Abteilung? Hier sind Angehörige und Ärzte gefragt, entsprechende Ängste zu besprechen und abzubauen. Denn hat sich die Spirale einmal in Gang gesetzt, kann es schwierig bis unmöglich sein, ohne professionelle Hilfe den Ausweg zu finden. Der Betroffene steckt in einem Teufelskreis fest. Eine psychotherapeutische und bei Notwendigkeit auch medikamentöse Behandlung können helfen die Spirale umzukehren. Durch Aufbau positiver Aktivitäten lernen Betroffene Schritt für Schritt, der Abwärtsspirale ein Schnippchen zu schlagen.

Werden Sie aktiv!

Eine depressive Verstimmung bewirkt, dass ich heute eigentlich lieber zu Hause bleiben würde? Raus aus der Tristesse! Mit Freunden verabreden, rausgehen, sich selbst was Gutes tun, das sind jetzt entscheidende Schritte,

3

AUFRECHTERHALTEN DER GUTEN STIMMUNG
TRAURIG UND ANTRIEBSLOS
BESSERUNG DER STIMMUNG
FREUDE EMPFINDEN
RÜCKZUG
MIT AKTIVITÄT GEGEN DIE DEPRESSION KÄMPFEN
WENIGER SCHÖNE DINGE ERLEBEN
DEPRESSIV UND ÜBERFORDERT
DEPRESSION WIRD SCHLIMMER
SCHWERSTE DEPRESSION

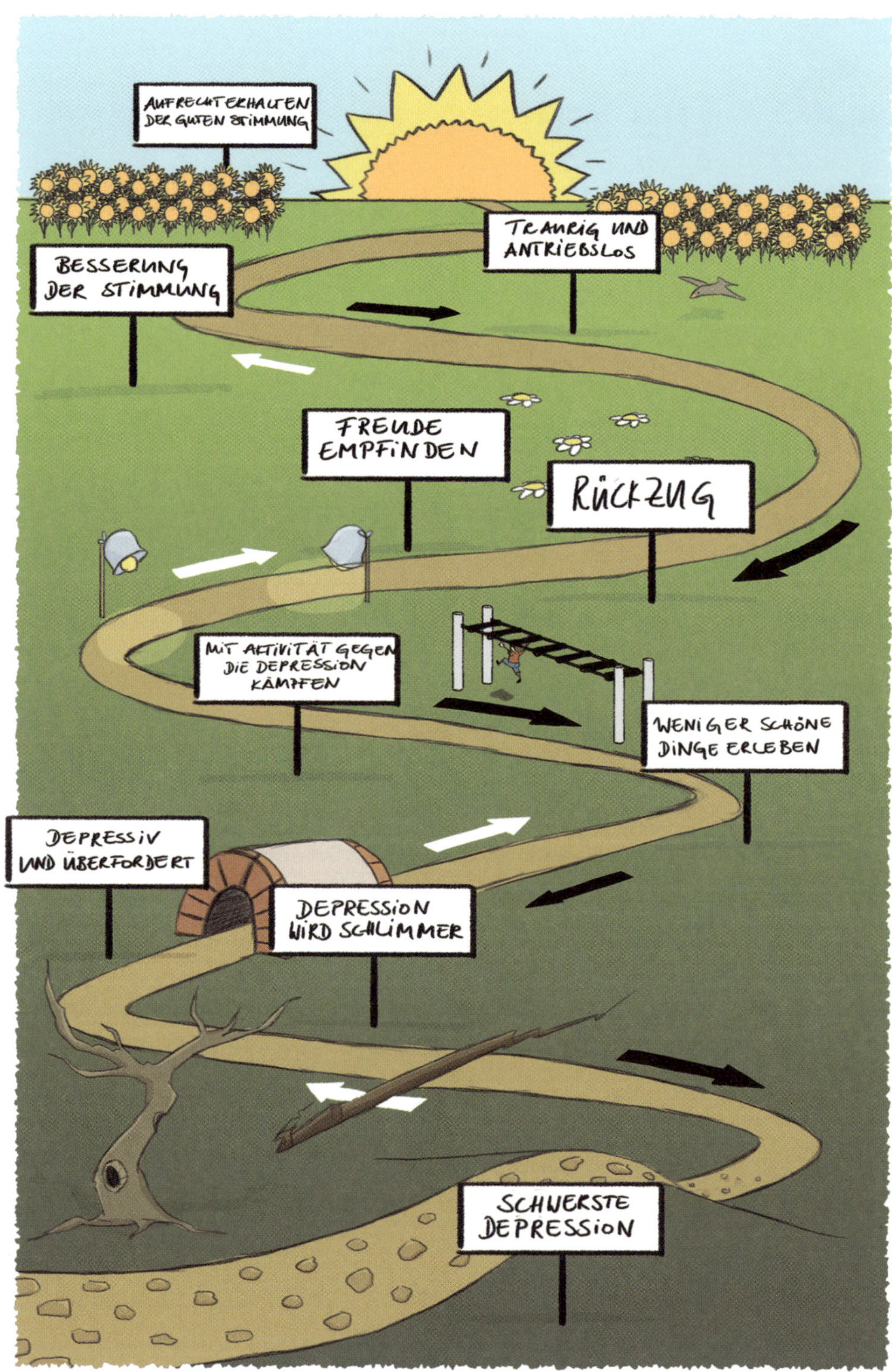

Abb. 2 Die Spirale der Depression [L265]

um der Abwärtsspirale vorzubeugen. Ein Morgentief fesselt mich ans Bett? Raus aus dem Bett und einen Morgenspaziergang unternehmen. Eine Liste mit angenehmen Aktivitäten kann sinnvoll sein. Was hat mir früher am meisten Spaß gemacht? Was ist mit meinen momentanen Mitteln und meiner Situation realisierbar? Wobei können mich meine Angehörigen unterstützen? Was muss ich tun, um mich zu überwinden? Dieses bewusste Wahrnehmen der eigenen Stimmung und das Entgegenwirken durch positive Ereignisse kann bewirken, dass die Abwärtsspirale gestoppt wird.

In der Illustration ist eine solche Spirale dargestellt (➤ Abb. 2). Auf der linken Seite findet sich der aus insgesamt fünf Schritten bestehende Weg aus der Depression heraus, auf der rechten Seite führt der Weg ebenfalls über fünf Schritte hinab in eine schwerste Depression.

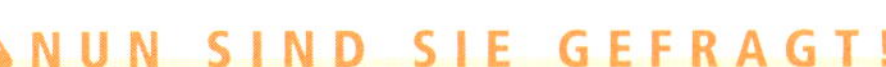

NUN SIND SIE GEFRAGT!

Versuchen Sie es selbst einmal! Stellen Sie eine Liste von 10 Dingen auf, die Sie richtig gerne machen.
Bewahren Sie die Liste an einem Ihnen gut zugänglichen Ort auf und rufen Sie sie sich im Bedarfsfall wieder in ihr Gedächtnis.

KAPITEL

4 Fühlen, Denken und Handeln

Das Modell in ➤ Abbildung 2 zeigt: Unser Gehirn ist leider schrecklich kompliziert. Das wird vor allem dann deutlich, wenn man sich das Bild, das depressive Patienten von ihrer Krankheit haben, vergegenwärtigt. Schon dem gesunden Menschen fällt es unheimlich schwer, Gefühle genau zu benennen oder von Denkprozessen zu unterscheiden.

Ein Beispiel: Stellen Sie sich den Prototyp eines depressiven Patienten vor. Hängende Mundwinkel, schlurfender Gang, alles in der Gefühlswelt des Patienten ist grau. Fragt man einen solchen Patienten nun im Krankenhaus oder der Therapiepraxis, was ihn in die Behandlung geführt hat, so wird er wahrscheinlich antworten: „Mir geht es schlecht." Doch was bedeutet das? Ist dem Patienten schlecht im Sinne einer Übelkeit? Vielleicht, aber wahrscheinlicher ist, dass er damit seinen Gemützustand beschreiben wollte. Aber ist „Mir geht es schlecht" nun ein Gefühl oder ein Gedanke oder beides?

Die Funktionselemente unseres Gehirns und was die Depression damit macht

Denken, Fühlen und Handeln, die **zentralen Funktionselemente unseres Gehirns,** stehen in wechselseitiger Beziehung zueinander. Wer sich schlecht fühlt, der denkt auch schlecht, und wer schlecht denkt, wird sehr wahrscheinlich auch schlecht handeln. Wer denkt, nichts wird mehr gut werden, der wird auch nichts unternehmen, um das Gegenteil zu bewirken. Die Depressionsspirale kommt in Gang und wird sich unaufhörlich nach unten fortsetzen. Häufig können Patienten den Grund ihrer Depression nicht wirklich benennen. Sie fühlen sich schlecht und der Arzt oder Therapeut soll jetzt bitte mal diese oder jene Pille verschreiben und mit ihnen reden und dann wird es ihnen hoffentlich wieder besser gehen.

Da das leider nicht gelingen wird, beginnt die Psychotherapie bereits mit dem zweiten Satz des Patienten nach dem „Guten Tag". Was genau ist denn nun schlecht? „Alles!", werden viele Patienten sagen. Diese Katastrophisierung ist typisch für depressive Erkrankungen, aber wenig zielführend. „Mein alkoholkranker und mich schlagender Ehemann", das ist eine zielführende Problembeschreibung. „Der Tod meiner Mutter" oder „die Trennung von meiner Freundin" ebenso. Hier kann man ansetzen, kann Problemfelder aufdecken und diese verhaltenstherapeutisch bearbeiten.

Gedanken und Gefühle sind veränderbar

Ein wichtiger Schritt dabei ist es Denken, Fühlen und Handeln unterscheidbarer zu machen (➤ Abb. 3). Den Tod der Mutter kann man leider nicht rückgängig machen. Auch das Trauergefühl, das beim Gedanken an die geliebte Mutter entsteht, wird wahrscheinlich bleiben. Aber man kann bei den in der Depression leider automatisch entstehenden depressiven Gedanken

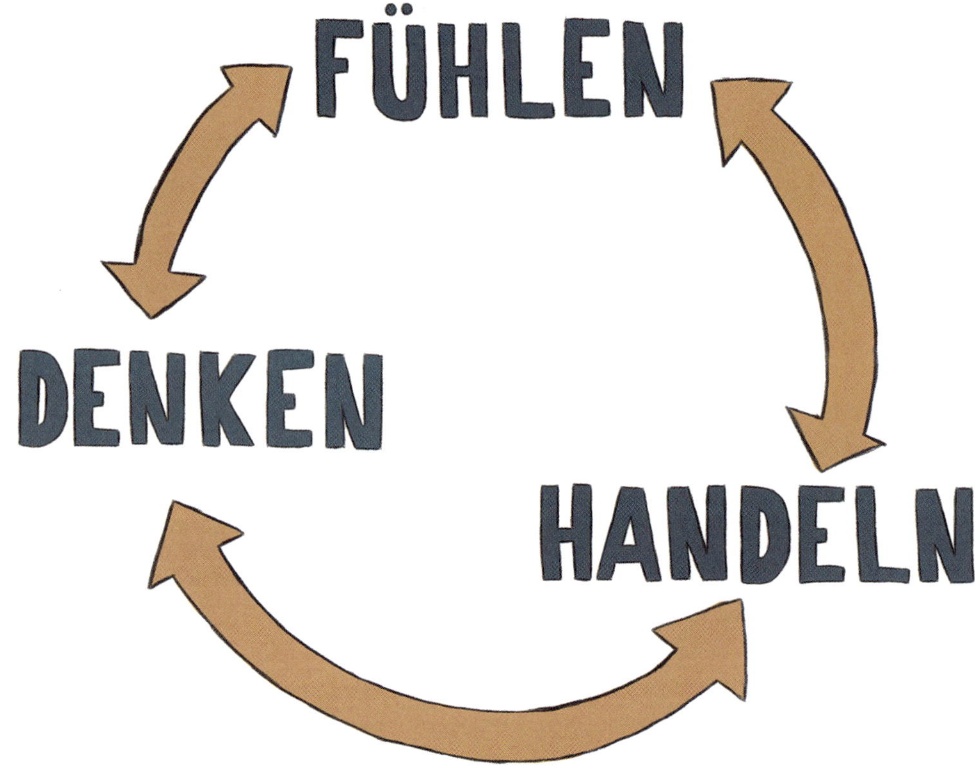

Abb. 3 Fühlen – Denken – Handeln [L265]

des Patienten ansetzen, zum Beispiel: „Meine Mutter ist nicht mehr da, jetzt kann ich niemals mehr fröhlich sein." Das ist kein unveränderbares Gefühl, das ist ein Gedanke und dieser Gedanke entspricht nüchtern gesehen nicht der Realität. Er bewirkt aber, dass der Betroffene sich eben diesem Gedanken entsprechend verhält. Und dieser Teufelskreis ist nicht gut. Wer nur zu Hause auf dem Sofa sitzt und denkt, dass es ohnehin nicht mehr anders geht, der schafft auch keine Veränderungen.

Was bewirkt Verhaltenstherapie?

Die **Verhaltenstherapie** bietet alternative Verhaltensweisen und schafft dadurch Veränderungen. Zudem werden Gedanken beachtet. Vielleicht steckt hinter der Vorstellung zu Hause bleiben zu müssen auch Scham der toten Mutter gegenüber. Dass die Verstorbene aber eigentlich wollte, dass ihr Kind ein glückliches Leben führt, auch wenn sie mal nicht mehr da sein sollte, wird oft vergessen. Der depressive Patient kommt aus diesem Loch häufig nicht ohne Hilfe heraus. Er kann die Alternativen nicht sehen bzw. wahrnehmen. Hier greifen die sogenannten **kognitiven Aspekte** der Verhaltenstherapie. Sie zeigen dem Patienten Neubewertungen seiner bisher für sicher geltenden Überzeugungen auf. Die Verhaltenstherapie setzt also vor allem auf der Denk- und Handlungsebene an und kann dadurch schlussendlich auch die Gefühlsebene erreichen. Denn das ist im Grunde das Ziel des Patienten, wenn er das Arzt- oder Therapeutenzimmer betritt: Er möchte sich besser fühlen. Wenn er auf dem Weg lernen kann, auch besser zu handeln und zu denken, dann hat die Therapie Erfolg.

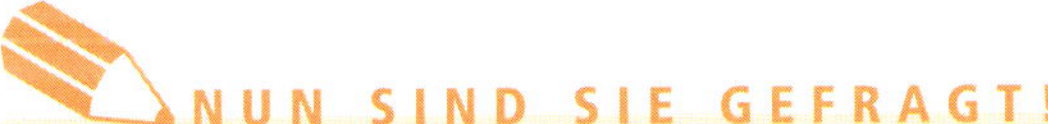

Greifen Sie auf ein persönliches Ereignis aus der letzten Zeit zurück, zum Beispiel eine Konflikt- oder Streitsituation.
Versuchen Sie zu trennen, was Sie gefühlt, gedacht und wie Sie gehandelt haben. Wie haben sich die drei Prozesse gegenseitig beeinflusst?
Hätte es alternative Handlungsweisen gegeben?

KAPITEL

5 Das Verletzlichkeits-Stress-Modell und andere Ursachen

Für die Entstehung einer Depression nimmt die Wissenschaft heute eine **multifaktorielle Ursache** an. Wörtlich übersetzt bedeutet das „von vielen Faktoren abhängig". Eine Patientin sagte dazu einmal, das sei lediglich eine Beschreibung dafür, dass man keine Ursache wisse, was spontan für Gelächter in der Gruppe sorgte.

In der Tat ist es wesentlich einfacher zum Beispiel eine Entzündung der Magenschleimhaut zu erklären. Die Magenschleimhaut wird gereizt, manchmal noch von einem besonderen Bakterium besiedelt und entzündet sich dann. Dagegen gibt es das passende Medikament und die Entzündung geht zurück. Die psychiatrische Medizin ist nicht ganz so einfach zu erklären. Den Magen als Organ kann man mittlerweile recht gut erklären. Sicher, es gibt weiterhin viel zu forschen, neue Untersuchungsmethoden und neue Möglichkeiten der Therapie zu entwickeln. Aber die meisten Erkrankungen, die den Magen betreffen, können in Form von Kausalketten behandelt werden: Ursache A bedingt Wirkung B, wenn man A wegnimmt und Medikament C hinzugibt, ist alles in Ordnung.

Die Psyche ist komplexer als jedes Organ

Dieses Beispiel ist zwar etwas überspitzt, zeigt aber den Unterschied zur psychiatrischen Medizin auf, da es bei psychiatrischen Erkrankungen ungleich schwieriger ist, die Ursachen zu erkennen. Warum bekommt der schwer traumatisierte Kriegsflüchtling keine Depression, obwohl er so viel Schlimmes erlebt hat? Warum bekommt die ältere Nachbarin von gegenüber eine schwerste Depression, weil ihre Katze überfahren wurde? Die Antwort, und hier macht man sich als Arzt immer sehr unbeliebt, ist ganz einfach: Ich habe keine Ahnung. Oder jedenfalls keine alles erklärende Lösung. Patienten, die einen Arzt aufsuchen, erhoffen sich Antworten. Sie kommen, um beim oben genannten Beispiel zu bleiben, mit Magenschmerzen zum Arzt. Dieser beginnt die Anamnese mit der Erkenntnis, dass der Betreffende viel raucht und trinkt und sich nicht gerade gesund ernährt. Er schaut sich die Magenschleimhaut an, prüft auf das Vorhandensein des besonderen Bakteriums und kann diese Kausalkette dann durch Gabe von Medikamenten unterbrechen. Der Patient akzeptiert das, ändert hoffentlich seinen Lebensstil und kann beruhigt nach Hause gehen. Für ihn hat sich ein Fragezeichen geklärt, er hat Antworten bekommen. Die Magenschmerzen haben ihn beunruhigt, nun kann er die Dinge einordnen.

Am Anfang stehen Fragen

Bei der Depression verhält es sich ähnlich. Warum ist der Betroffene so tieftraurig und hoffnungslos? Warum kann er nicht schlafen? Das sind Fragen, die viele Patienten am Anfang haben. Warum geht es mir so schlecht? Auch wenn keine eindeutige Antwort darauf möglich ist, so kann man doch zumin-

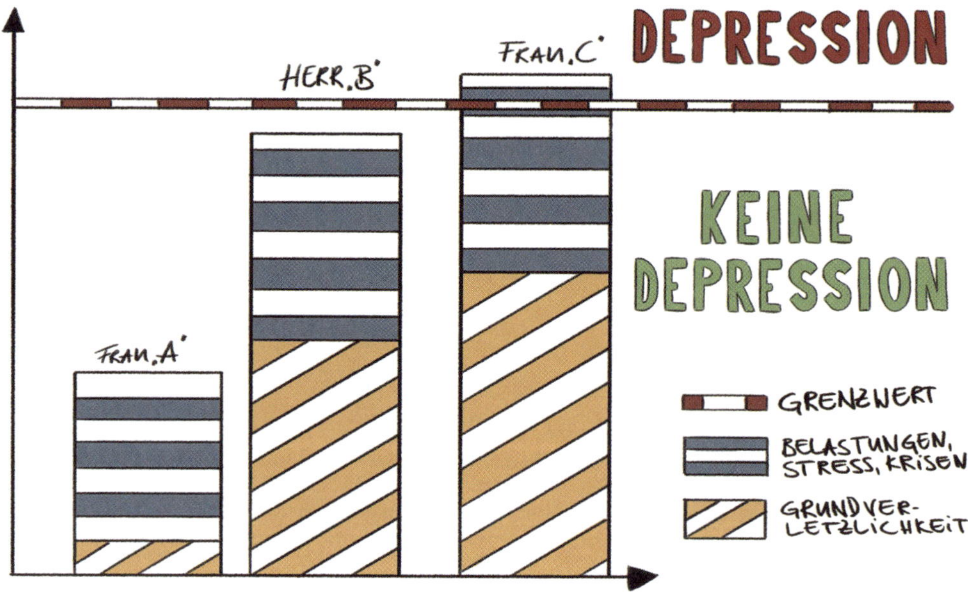

Abb. 4 Das Verletzlichkeits-Stress-Modell [L265]

dest Hinweise geben. Im Rahmen der Diagnostik einer Depression werden die **Ursachen ermittelt,** und meist lässt sich die Frage im Verlauf doch beantworten. Wenn auch nicht vollständig. Das menschliche Gehirn ist so komplex, dass es bis heute nur zu einem Bruchteil verstanden ist. Vermutlich werden wir niemals in der Lage sein, seine Komplexität mit unserem eigenen Gehirn als Motor des Denkens zu verstehen. Ein Paradoxon.

Bei der Behandlung depressiver Erkrankungen stützt man sich auf eine Beschreibung der Symptome und setzt dort die Therapie an. Und irgendwie gelingt es dann doch, **Kausalketten** zu schaffen und sie Stück für Stück zu beseitigen. Die Schlafstörungen könnten dadurch bedingt sein, dass jemand einen ausgiebigen Mittagsschlaf hält. Folglich arbeitet man mit dem Patienten die Regeln der Schlafhygiene durch und der Schlaf bessert sich.

Ursachen einer Depression

Viele Symptome sind allerdings immer noch nicht verstanden. Es gibt Theorien, die meist eng mit den Wirkmechanismen der Medikamente verknüpft sind. Eine solche Theorie ist der Mangel an Botenstoffen, mit dem wir uns noch in ➢ Kapitel 8 beschäftigen werden. Auch hier fehlt es jedoch an eindeutigen Kausalketten. Die finden sich dafür vielleicht in der **Lebensgeschichte** des Patienten. Hat der Betroffene eine schwierige Kindheit mit Vernachlässigung und Gewalterfahrung durchleben müssen, so scheint dieser soziale Faktor eine Rolle zu spielen. Hinzu kommen organische Faktoren oder körperliche Erkrankungen, die eine Depression begünstigen. Nicht zuletzt spielen auch **aktuelle Belastungen** eine Rolle. Partnerschaftskonflikte oder der Verlust von Angehörigen können Auslöser einer Depression sein. Auch wenn es auf den ersten Blick nicht nachvollziehbar scheint, aber sogar positive Ereignisse wie die eigene Hochzeit oder der Abschluss von der Universität können zu einer Depression führen.

Die Diagnostik bleibt dabei nicht nur auf den Patienten selbst beschränkt: Eine hohe familiäre Belastung mit Depressionen beispielsweise legt nahe, dass **Vererbung** eine Rolle spielt. Allerdings nicht im klassischen Sinne wie zum Beispiel bei Stoffwechselerkrankungen, bei denen defekte Gene vererbt werden. Vielmehr wird die Verletzlichkeit für Depressionen vererbt.

Diese Anfälligkeit verdeutlicht das Verletzlichkeits-Stress-Modell (➢ Abb. 4). Es wurde in den 1970er-Jahren von Zubin und Spring entwickelt und wird seitdem von vielen Forschungsgruppen verwendet. Demnach hat jeder Mensch eine gewisse Grundverletzlichkeit, die durch **genetische Faktoren** (sprich die familiären Resistenz gegenüber Depressionen) sowie die **Sozialisierung** geprägt wird. In Letztere fließt zum Beispiel unsere Möglichkeit Probleme zu lösen sowie unsere Persönlichkeit mit ein. Kommt es nun, wie im alltäglichen Leben leider üblich, zu Stress und weiteren Belastungen durch Beruf oder Familie bzw. zu handfesten Krisen, nimmt die Verletzlichkeit zu. Überschreitet diese einen individuellen Grenzwert, so kann sich eine Depression entwickeln.

Was ist Resilienz?

Das Modell erklärt sehr anschaulich, warum zwei Menschen unter der gleichen Belastung nicht zwangsläufig erkranken müssen. Eine gute Basis, sprich eine geringe Verletzlichkeit, schafft eine Pufferzone nach oben. Das wird in der Forschung auch als **Resilienz** (wörtlich: abprallen) bezeichnet. Zudem wird jedes belastende Ereignis von jedem Menschen sehr unterschiedlich aufgenommen. Selbst wenn die Basisverletzlichkeit sehr hoch ist, gibt es Faktoren, die den Gesamtstress niedrig halten können. Eine gesunde Tagesstruktur, ausreichender Schlaf und Bewegung bauen Stress ab.

Letztlich stellt das Modell weiterhin keine allumfassende Erklärung für die Ursachen einer Depression dar. Es deckt jedoch in der Zusammenschau mit einer umfassenden Krankengeschichte bereits einen großen Teil der Ursachen ab. Zudem lassen sich direkt alternative Verhaltensweisen trainieren, umso langfristig Stress abzubauen und damit der Entstehung einer Depression vorzubeugen.

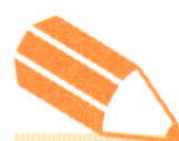

NUN SIND SIE GEFRAGT!

Erstellen Sie Ihr ganz persönliches Verletzlichkeitsmodell:
- Wie setzt sich Ihre Grundverletzlichkeit zusammen?
- Gibt es psychische Erkrankungen in der Familie?
- Gab es Probleme in ihrer Kindheit und Jugend?
- Welche Faktoren sorgen bei Ihnen für zusätzliche Verletzlichkeit (Schichtarbeit, alleinerziehend, …)?
- Gibt es akuten Stress oder Belastungssituationen im Moment?
- Was tun Sie um Stress abzubauen?

KAPITEL

6 Diagnostik der Depression

Eine psychische Erkrankung ist ein hochkomplexes Zusammenspiel verschiedener Faktoren und sollte nicht im Sinne eines „Schubladen-Denkens" behandelt werden. Ein gebrochener Arm ist in allererster Linie ein gebrochener Arm. Natürlich gibt es auch hier Schweregrade und Feinheiten bei der diagnostischen Entscheidung wie man den gebrochenen Arm am besten therapiert, aber der entscheidende Unterschied ist der Weg zur Diagnose. Wenn man beim Kirschenpflücken von der Leiter fällt und anschließend Schmerzen im Arm hat, wird der betroffene Arm untersucht und das abschließend angefertigte Röntgenbild zeigt den Bruch des Knochens. Die Diagnostik depressiver Erkrankungen ist ungleich schwieriger.

Das Gefühlsleben beschreiben

Traurigkeit ist ein Gefühl, das wir alle kennen. Sie lässt sich schwer messen und nicht jede Traurigkeit ist eine Depression. Natürlich sind wir traurig, wenn wir zum Beispiel einen geliebten Menschen verlieren, vielleicht haben wir Schlafstörungen, keinen Appetit und grübeln, wie es jetzt ohne den Betreffenden weitergehen soll. Aber ist das eine Depression? In den meisten Fällen nicht, hier handelt es sich um eine ganz normale Trauerreaktion.

Die Diagnostik psychischer Erkrankungen ist aufgrund der Tatsache, dass es, anders als beim gebrochenen Arm, keine harten Fakten gibt (eine Depression ist im Röntgenbild nicht zu sehen), eine überwiegend **beschreibende Diagnostik.** Man orientiert sich an den Hauptsymptomen und beschreibt das aktuelle Gefühlsleben des Patienten. Hinzu kommt ein **zeitliches Kriterium:** Eine seit einigen Tagen bestehende Traurigkeit ist formal gesehen keine Depression, eine über Monate andauernde hingegen schon. Wir alle kennen Tage und auch Wochen, in denen wir uns auch einfach mal ohne Grund traurig fühlen. Das darf und muss auch so sein, sonst wären wir keine fühlenden Menschen, sondern stumpfe Maschinen. Hält dieser Zustand jedoch an, entsteht zumindest der Verdacht auf eine depressive Erkrankung.

In Deutschland verwenden Ärzte und Psychologen zur Diagnostik psychischer wie auch anderer Erkrankungen ein Diagnosesystem. Dieses ordnet jeder Erkrankung einen Buchstaben-Zahlen-Code zu und legt eindeutige Kriterien fest. Dieses Vorgehen folgt damit dem bereits erwähnten Modell einer beschreibenden Diagnostik.

Frühere Klassifikationssysteme versuchten die Depression anhand ihrer Ursachen einzuteilen, das heutige System ist jedoch viel einfacher zu handhaben und standardisierbar. Neben dem Zeitkriterium spielt die Anzahl und Schwere der Symptome eine Rolle. Zum Abfragen der Symptome und deren Schweregrade haben sich standardisierte **Fragebögen** bewährt, zudem existieren **Tests,** mit denen, ebenfalls anhand der Schwere der Symptome, ein Punktwert für Depressionen ermittelt werden kann. In der Zusammenschau entsteht die Basis für die Einteilung einer depressiven Erkrankung, wobei drei Schweregrade (leicht, mittel und schwer) unterschieden werden.

Wiederkehrende Depressionen

Die Krankenvorgeschichte liefert zudem Hinweise darauf, ob eine Depression eine sogenannte rezidivierende, also wiederkehrende Erkrankung ist. Dies ist zum Beispiel dann der Fall, wenn auf eine anfängliche erste Episode im Verlauf weitere folgen und die Depression den Charakter einer sogenannten phasischen Erkrankung bekommt.

Wichtig zu wissen ist, dass viele Depressionen in solchen **Phasen** verlaufen. Das bedeutet, dass sich Patienten nach einer Krankheitsepisode wieder wie gesund fühlen, aber eine erhöhte Wahrscheinlichkeit haben, zu einem späteren Zeitpunkt erneut an einer depressiven Episode zur erkranken. Häufig werden solche wiederkehrenden Depressionen auch längerfristig mit Medikamenten behandelt. Ohne die entsprechende medikamentöse Langzeitbehandlung besteht nämlich das große Risiko eines erneuten Rückfalls.

Schlussendlich wird bei Depressionen auch zwischen solchen **mit oder ohne psychotische Symptome,** zum Beispiel Wahnideen oder Halluzinationen, unterschieden. Solche Symptome kommen bei Depressionen wesentlich seltener und in meist schwächerer und nur vorübergehender Ausprägung vor als bei anderen psychischen Krankheitsbildern. Solche, vom Laien häufig als Psychose bezeichneten Erkrankungen sind zum Beispiel Erkrankungen aus dem Kreis der Schizophrenie. Eine Abgrenzung zu solchen, viel selteneren Krankheitsbildern ist ebenfalls Teil der Diagnostik einer Depression. Psychotische Symptome fließen deshalb mit in die Diagnostik ein und werden im Diagnosesystem entsprechend codiert.

Abgrenzung zu anderen Erkrankungen

Wichtig ist bei der Diagnostik einer Depression also auch die **Abgrenzung zu anderen Krankheitsbildern.** Das Beispiel der psychotischen Symptome macht es bereits deutlich: Es ist essenziell, eine Erkrankung in das richtige Spektrum einzuordnen. Eine Schizophrenie und eine Depression haben zum Beispiel die psychotischen Symptome gemein, sie sind jedoch eigenständige Krankheiten, die auch unterschiedlich behandelt werden müssen. Um noch einmal am Beispiel des schmerzenden Arms nach dem Sturz von der Leiter zu bleiben: Vielleicht rühren die Schmerzen auch von einer großen Wunde am Arm. Die Schmerzen sind für den Patienten vielleicht die gleichen, aber im einen Fall wird der gebrochene Knochen wieder zusammengesetzt, im anderen Fall reicht vielleicht ein einzelner Nadelstich, um die Hautwunde zu versorgen.

Ebenfalls von Depressionen abzugrenzen ist die **bipolare Erkrankung** (manisch-depressive Erkrankung). Betroffene leiden zwar ebenfalls an Depressionen, haben jedoch auch Phasen mit gesteigerter Stimmung, sogenannte Manien. Das sind häufig unkontrollierbare Zustände, in denen die Patienten zum Beispiel viel Geld ausgeben und leichtsinnige Dinge tun. Hierbei gefährden sie häufig sich und andere. Im Unterschied zur unipolaren, also einpoligen Depression liegen bei der bipolaren Erkrankung zwei Pole (Depression und Manie) vor.

Depressive Erkrankungen müssen also im Rahmen der Diagnostik mit zahlreichen anderen Erkrankungen abgeglichen werden. Am Anfang steht hier auch das Miteinbeziehen körperlicher Ursachen für eine depressive Erkrankung. Da über die genauen Ursachen psychischer Erkrankungen meist nur spekuliert werden kann, handelt es sich bei den meisten Krankheitsbildern um sogenannte **Ausschlussdiagnosen.** Aufgrund dessen wird zum Beispiel eine Bilduntersuchung vom Gehirn oder die Entnahme von Nervenwasser zum Ausschluss einer neurologischen Erkrankung durchgeführt. Auch eine Unterfunktion der Schilddrüse kann zu einer Depression führen, hier liegt ebenfalls eine körperliche Ursache vor, die entsprechend anders behandelt wird. Klarheit schafft eine Blutuntersuchung.

Depressive Symptome finden sich bei zahlreichen psychischen Erkrankungen, von der seltenen Schizophrenie bis hin zu den häufigen Angsterkrankungen. Sie können Anzeichen einer Persönlichkeitsstörung sein oder schlichtweg ein Normalzustand wie bei der Trauerreaktion. Eine umfassende diagnostische Abklärung ist deswegen sehr wichtig, wobei depressive Erkrankungen, wie bereits erwähnt, sehr häufig sind. In der Regel werden die ersten Stunden einer ambulanten Psychotherapie und auch die ersten Patientenkontakte während einer klinischen Behandlung genutzt, um die **Diagnose zu stellen.** Sie stellt die Arbeitsgrundlage für den Behandler dar und erklärt dem Betroffenem, woran er leidet. Häufig sind Diagnosen mit Ängsten besetzt. Durch das Stellen der Diagnose wird aus dem traurigen Menschen auf einmal ein depressiver Patient mit einer Erkrankung. Wichtig ist jedoch – und hier ist Schubladen-Denken fehl am Platz –, dass solche Diagnosen auch im Verlauf kritisch überprüft werden und man, vor allem in der Psychotherapie, eben nicht jede Diagnose gleich behandelt. Ob man sich den Arm beim Kirschen pflücken oder beim Sturz vom Fahrrad gebrochen hat, ist letzten Endes unerheblich, bei der Depression trifft das nicht zu und muss dementsprechend beachtet werden.

NUN SIND SIE GEFRAGT!

Suchen Sie in Ihren Unterlagen nach alten Arztbriefen oder Krankenhausberichten. Welche Diagnosen, egal ob körperlicher oder seelischer Natur, wurden Ihnen schon gestellt?
Versuchen Sie sich an den Prozess der Diagnosefindung zu erinnern und gehen Sie diesen erneut in Gedanken durch.

KAPITEL

7 Die psychotherapeutische Behandlung von Depressionen

Therapieformen

Unter dem Begriff Psychotherapie wird eine Reihe unterschiedlicher Verfahren zusammengefasst, die bei psychischen Erkrankungen angewendet werden können. Unterschieden werden **Einzel- von Gruppentherapien.** In der Einzeltherapie besteht die therapeutische Arbeitsbeziehung zwischen dem Therapeuten und dem Patienten, in der Gruppentherapie sind mehrere Patienten in einer Arbeitsgemeinschaft zusammengefasst, die auch unabhängig von dem sie betreuenden Therapeuten miteinander arbeitet, zum Beispiel durch den Austausch eigener Erfahrungen. In den meisten Fällen werden ambulante Psychotherapien in Deutschland von niedergelassenen Psychotherapeuten durchgeführt, die überwiegend einen psychologischen oder einen ärztlichen Hintergrund haben. Es werden verschiedene Therapieverfahren angeboten, wobei die nachfolgenden Therapieformen die häufigsten bzw. anerkannten darstellen. In Deutschland werden sie in der Regel von den Krankenkassen übernommen.

Verhaltenstherapie

Verhalten ändern

Der Verhaltenstherapie liegt die Tatsache zugrunde, dass unser alltägliches Verhalten erlernt ist. Wir bleiben an der roten Ampel stehen, weil wir gelernt haben, dass wir sonst einen Unfall verursachen würden. Eine Depression wird durch falsches Verhalten aufrechterhalten, zum Beispiel durch das bereits erwähnte Rückzugsverhalten. Durch das Trainieren angemessener Verhaltensweisen – eben nicht die Bettdecke über den Kopf ziehen, sondern positive Aktivitäten unternehmen – wird Verhalten verändert. Diese **Verhaltensänderung** lernt der Patient durch die entsprechenden Übungen und im Rahmen von Einzelgesprächen. Dabei gibt der Therapeut keine Anweisungen im klassischen Sinn. Die Erkenntnis, dass durch eine Verhaltensänderung letztlich eine bessere Sichtweise auf die Zukunft entsteht und diese Einstellung positive Reaktionen bedingt, entwickelt der Patient im Verlauf der Therapie selbst.

Viele Tageskliniken, also Kliniken mit sehr intensiven Therapieprogrammen, bieten ein verhaltenstherapeutisches Setting an, da sich dieses auch gut mit einer Gruppentherapie kombinieren lässt. Auch dieses Buch basiert auf verhaltenstherapeutischen Ansatzen. Durch das Umsetzen kleiner Verhaltensänderungen soll am Ende seelische Gesundheit erreicht werden. Befürworter dieser Therapieform verweisen auf die in Studien gezeigte Wirksamkeit und die zeitlich rasch einsetzende Wirkung.

Tiefenpsychologie und Psychoanalyse

Den Dingen auf den Grund gehen

Einen anderen Ansatz verfolgt die Tiefenpsychologie. Hier wird nach den Ursachen für eine gegenwärtige Depression aufgrund von zurückliegenden Konflikten und Entwicklungsstörungen gesucht.

Die fälschlicherweise häufig zur Tiefenpsychologie gerechnete Psychoanalyse ist eine Therapieform, in der mithilfe von Übertragung auf den Therapeuten versucht wird, verdrängte Gefühle zu analysieren und anschließend im Rahmen der Therapie zu lösen. Diese von Freud entwickelte Therapie wird mit ihrem sinnbildlichen „sich auf die Couch legen" von vielen Laien als häufigste Therapieform wahrgenommen, hat heutzutage jedoch an Stellenwert verloren. Beide Therapieformen sind nicht für den Akutfall geeignet. Es handelt sich um teilweise langwierige Verfahren die, vor allem die Psychoanalyse, im Einzelfall über mehrere Jahre mehr als 100 Stunden in Anspruch nehmen können. Befürworter dieser Therapieformen weisen vor allem auf die Möglichkeit der Ursachenbekämpfung hin, die ihrer Ansicht nach in der Verhaltenstherapie zu kurz kommt.

Schematherapie

Muster verändern

Die Schematherapie ist eine Weiterentwicklung verhaltenstherapeutischer Therapieverfahren und erweitert diese um Konzepte, die zum Teil auch in der Tiefenpsychologie angewendet werden. Die Schematherapie sucht nach **erlernten Grundschemata,** also sich wiederholenden Verhaltensweisen, die die seelische Gesundheit vordergründig aufrechterhalten, meist jedoch schädlich sind. Das kann zum Beispiel ein rückzügiges Verhalten sein, um nicht in Interaktion mit anderen Menschen treten zu müssen. Die zentrale Frage kann dann lauten, warum der Patient ein solches Verhalten zeigt und welche Vor- und Nachteile es ihm bringt. Die Schematherapie sucht nach Ursachen in der früheren Lebensgeschichte und bietet, ganz verhaltenstherapeutisch, alternative Verhaltensweisen an.

Ergänzende Therapieverfahren

Kreativität und Entspannung

Ergänzende Verfahren sind unter anderem Ergo-, Musik- und Tanztherapie. Sie ergänzen die Psychotherapie, indem sie zusätzliche Aspekte in die Behandlung einbringen. So lernt der Patient in der **Ergotherapie** zum Beispiel, dass er mit etwas Anstrengung in der Lage ist, seine Ziele umzusetzen und etwas Kreatives herzustellen. Das kann ein schönes Bild sein oder die selbst getöpferte Vase für einen Strauß Blumen auf dem Esstisch zu Hause. In der **Musiktherapie** lernen Patienten Emotionen und Gefühle wahrzunehmen und musizieren in der Gemeinschaft. Die **Tanztherapie** ergänzt die Psychotherapie um die Wahrnehmung des eigenen Körpers und kann einen sehr entspannenden Aspekt haben. Nicht alle Therapieverfahren sind für jeden geeignet. Sie sind jedoch, gerade in der Klinik oder Tagesklinik, effektive begleitende Verfahren.

Mit Ausnahme der Tiefenpsychologie sind die ambulanten Therapieverfahren als **Kurzzeittherapien** anzusehen. Meist werden 20 bis 25 Therapiestunden durchgeführt, wobei die Patienten in der Regel einmal in der Woche zur Therapie kommen. Die normale Behandlungsdauer liegt somit bei etwa 5–6 Monaten. Wichtig ist es, sich möglichst frühzeitig um einen Therapieplatz zu kümmern, da mitunter lange Wartezeiten bestehen. In der Regel werden die Kosten der meisten Therapieverfahren von den Krankenkassen übernommen, wobei bestimmte Stundenlimits zu beachten sind.

NUN SIND SIE GEFRAGT!

- Welche Erfahrungen haben Sie mit Psychotherapie?
- Welches Therapieverfahren käme für Sie aufgrund dieser kurzen Beschreibungen am ehesten infrage?
- Kennen Sie die Erfahrungen anderer mit Psychotherapie?
- Welche Vorstellung hatten Sie bislang von Psychotherapie?

KAPITEL

8 Medikamentöse Behandlung von Depressionen

Die medikamentöse Behandlung von depressiven Erkrankungen sollte in jedem Fall durch einen erfahrenen Arzt, idealerweise einen Facharzt für Psychiatrie, begleitet werden. Frei verkäufliche Arzneimittel wie zum Beispiel Baldrian-Präparate zur Behandlung von Schlafstörungen sind nicht grundsätzlich abzulehnen, die Einnahme sollte jedoch mit einem Arzt besprochen werden. So kann zum Beispiel das teilweise bei depressiven Verstimmungen gern verwendete Johanniskraut mit anderen Arzneimittel Wechselwirkungen haben und diese unwirksam machen. Besonders riskant ist das bei der Einnahme von Hormonpräparaten zur Verhinderung einer Schwangerschaft (der „Pille"). Ihr Arzt kann Sie diesbezüglich beraten.

Botenstoffe …

Die meisten Medikamente, die nach heutigem Stand zur Behandlung einer Depression eingesetzt werden, basieren auf der **Theorie eines Mangels an Botenstoffen.** Dabei ist jedoch zu beachten, dass diese Theorie nicht alle Ursachen einer Depression berücksichtigt (➤ Kap. 5). Diese Botenstoffe, gelegentlich auch als „Glückshormone" bezeichnet, sind Serotonin, Noradrenalin oder Dopamin. Sie werden vom Körper selbst hergestellt und man weiß heute, dass bei Depressionen ein Mangel dieser Botenstoffe im Gehirn besteht. Das bedeutet, dass weniger Botenstoffe zur Verfügung stehen, um den normalen Stoffwechsel des Gehirns gewährleisten zu können. Eine wichtige Rolle spielen Botenstoffe bei der Übertragung von Informationen zwischen Nervenzellen.

… sorgen für eine Verschaltung von Nervenzellen

Nervenzellen im Gehirn funktionieren mit elektrischen Impulsen, vergleichbar einem Stromkabel. Doch ein Kabel allein bewirkt noch keine Verschaltung und hätten wir für jeden möglichen Vorgang in unserem Körper ein eigens dafür zuständiges Kabel, dann müsste unser Organismus riesig sein. Um Information zu generieren, muss eine Verschaltung stattfinden, ähnlich wie die **Informationsverarbeitung** in einem Computersystem. Unser Körper nutzt deswegen synaptische Verbindungen. Synapsen sind einander gegenüberliegende Ausbuchtungen einzelner Nervenzellen. Um das ursprünglich elektrisch erhaltene Signal der ersten Nervenzelle auf die zweite Nervenzelle zu übertragen, schüttet die erste Nervenzelle die bereits erwähnten Botenstoffe aus. Serotonin und andere werden von der zweiten Nervenzelle aufgenommen und die Information wird wiederum elektrisch weitergegeben.

Dieser hochkomplexe Vorgang erfolgt zu jeder Sekunde in den vielen Milliarden Nervenzellen unseres Gehirns. Vom einfachen Wunsch zum Beispiel den Arm auszustrecken bis zum Resultat vergeht nur der Bruchteil einer

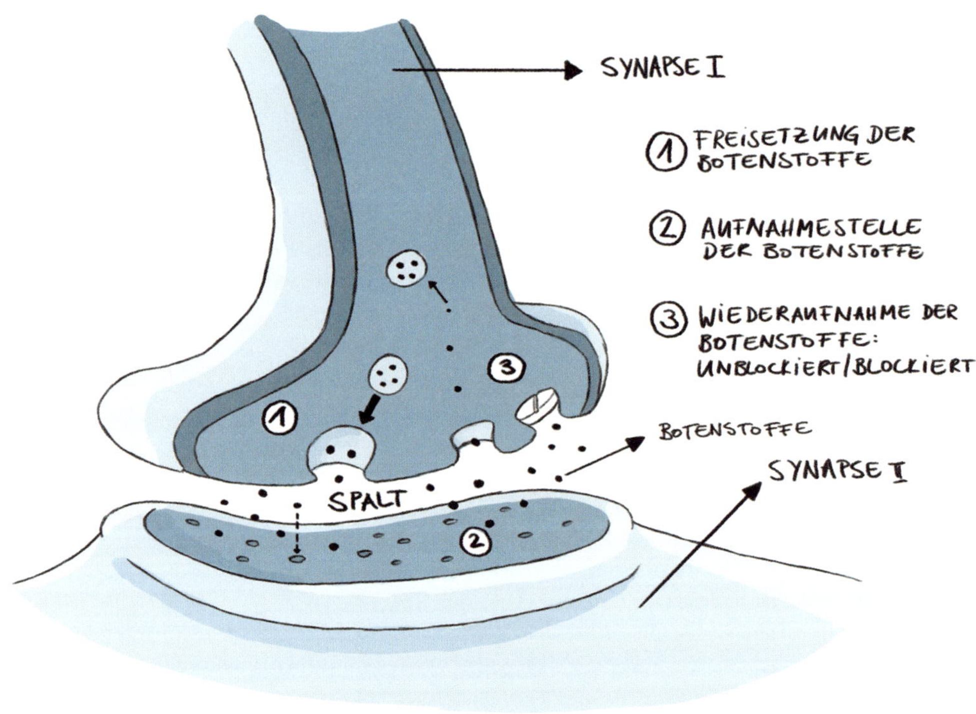

Abb. 5 Wirkweise eines Rückaufnahmehemmstoffs [L265]

Sekunde, auch hier spielt die sogenannte **synaptische Übertragung** eine wichtige Rolle. Was, wenn jetzt zu wenig Botenstoffe vorhanden sind? Die genauen Ursachen sind noch nicht vollständig erforscht, aber man kann sich gut vorstellen, dass die Hauptsymptome der Depression wie zum Beispiel die fehlende Energie und die Lustlosigkeit durch den Mangel an Botenstoffen bedingt sind. Die Übertragung zwischen den Nervenzellen ist verlangsamt und ansonsten leicht erscheinende Aktivitäten wie das morgendliche Aufstehen aus dem Bett bereiten depressiven Menschen große Schwierigkeiten.

Therapie entsprechend der Symptome

Patienten fragen häufig, ob sich dieser Mangel an Botenstoffen nicht messen lässt. Wie praktisch wäre es für die Behandlung der Depression, wenn der Betroffene zum Arzt gehen würde, dort die Konzentration der Botenstoffe gemessen würde und der Arzt dann beispielsweise sagen könnte: „Ihr Serotonin-Spiegel ist um 20 % zu niedrig, nehmen Sie dieses Medikament für 2 Monate und wir messen dann noch einmal." Auch wenn eine Messung in dem das Gehirn umgebenden Nervenwasser theoretisch möglich wäre, eine solche Untersuchung wäre zu aufwendig und komplikationsreich, um sie routinemäßig durchzuführen. Eine Messung der Botenstoffe im Blut wäre einfacher, ist aber ebenfalls nur eingeschränkt aussagekräftig, da Hirn und Blut durch eine Barriere voneinander getrennt sind, was Rückschlüsse auf den Stoffwechsel im Hirn erschwert. Zudem reagiert jeder Mensch unterschiedlich auf die Menge an verfügbaren Botenstoffen, sodass man nicht sagen kann, dass eine schwere Depression bei diesem und eine leichte Depression bei jenem Serotoninspiegel entsteht. In der **Behandlung der Depression** wird deswegen auf die Symptome und die Einschränkung der Alltagstauglichkeit des Patienten geachtet. Liegt dieser nur noch grübelnd und weinend im Bett, spricht das stark dafür, dass zumindest für eine gewisse Zeit Medikamente erforderlich sein werden. In solchen Fällen ist eine alleinige Psychotherapie nicht ausreichend.

Spiegel der Botenstoffe werden erhöht

Bei der Behandlung kommt eine Vielzahl an Medikamenten in Betracht, sodass im Rahmen dieses Buches lediglich Beispiele genannt werden. Die meisten der gängigen Antidepressiva, also gegen Depression gerichteten Medikamente, wirken über die indirekte **Erhöhung von Botenstoffen** wie zum Beispiel Serotonin. Dabei wird das natürliche Recycling-System der Synapsen genutzt. Im Zuge des Ausschüttens von Botenstoffen bleibt nämlich immer eine gewisse Menge an Botenstoffen im Spalt zwischen den Nervenzellen übrig, auch wenn die Gesamtmenge an Botenstoffen während einer Depression vermindert ist. Bildlich kann man sich eine solche Synapse wie einen dieser Pilze vorstellen, den man mit dem Fuß antippt und der dann eine kleine Wolke seiner Samen in die Luft stößt. Die erste Synapse weiß nicht, wie viele Andockstellen für Botenstoffe die zweite Synapse hat, und so setzt sie eine große Menge an Botenstoffen frei, von denen allerdings nicht alle an die zweite Synapse andocken. Der Rest verbleibt im Spalt und wird von der ersten Synapse wieder aufgenommen, gewissermaßen recycelt, um beim nächsten Mal wieder zur Verfügung zu stehen (➤ Abb. 5). Für diesen Vorgang, die sogenannte Rückaufnahme, sind spezielle Stoffwechselschritte erforderlich, und exakt an dieser Stelle setzen viele Medikamente an. Sie blockieren die Rückaufnahme der Botenstoffe und bewirken dadurch, dass mehr Botenstoffe im Spalt verbleiben und für den normalen Stoffwechselweg zur Verfügung stehen. Sogenannte SSRIs wie zum Beispiel Citalopram führen also zu einer Erhöhung von Botenstoffen.

Was genau die Medikamente bewirken, versteckt sich in der jeweiligen Abkürzung: **SSRI** = selektiver Serotonin-Rückaufnahme-Inhibitor. Eine komplizierte Abkürzung, die sich aber ganz einfach herleiten lässt. Selektiv bedeutet in diesem Fall, dass möglichst nur der erwünschte Stoff beeinflusst wird, in diesem Fall Serotonin, für den das zweite S steht. Und RI steht für Rückaufnahme-Inhibitor, was soviel wie Rückaufnahmehemmstoff bedeutet. Je nach beeinflusstem Botenstoff ändert sich der zweite Buchstabe in der Abkürzung oder es kommt ein weiterer hinzu. So steht die Abkürzung **SSNRI** für einen selektiven Serotonin-Noradrenalin-Wiederaufnahmehemmstoff, hier werden also gleich zwei Botenstoffe beeinflusst. Darüber hinaus existieren zahlreiche weitere Medikamente, die teilweise über andere Mechanismen wirken, deren Besprechung aber den Rahmen dieses Ratgebers sprengen würde. Welches Medikament im Einzelfall für welchen Patienten geeignet ist, bedarf unbedingt der ärztlichen Entscheidung und sollte niemals ohne ärztliche Zustimmung entschieden werden.

NUN SIND SIE GEFRAGT!

Werden Sie selbst zum Experten der antidepressiven Behandlung. Versuchen Sie unter Zuhilfenahme der Illustration (➤ Abb. 5) den Vorgang und die Wirkungsweise der oben besprochenen Medikamente zu verstehen.
Erklären Sie jemandem den Vorgang möglichst anschaulich.

KAPITEL

9 Nebenwirkungen und Dauer der medikamentösen Behandlung

Nebenwirkungen sind leider nicht immer auszuschließen und führen häufig zu Therapieabbrüchen sowie zu einer skeptischen Einstellung in Bezug auf Medikamente. Manche Präparate wirken zudem erst nach bis zu 3 Wochen, weil sich der Körper zunächst auf die Behandlung einstellen muss. Viele der Nebenwirkungen treten dagegen leider sofort auf. Das führt dazu, dass sich viele Patienten völlig zu Recht fragen, ob es überhaupt sinnvoll ist, das Medikament zu nehmen. Häufige anfängliche Nebenwirkungen bei Antidepressiva sind zum Beispiel Übelkeit, Durchfall, Mundtrockenheit und Nervosität. Das hängt damit zusammen, dass die Medikamente, so modern und spezifisch sie auch sein mögen, immer auch an anderer Stelle im Körper, beispielsweise im Darm, wirken. Oder sie wirken zusätzlich auf andere Botenstoffe, wie im Falle der Mundtrockenheit. Die meisten dieser anfänglichen Nebenwirkungen legen sich jedoch nach einigen Tagen, sodass vielfach zu Geduld zu raten ist. Legen sich die Nebenwirkungen nicht, so ist es ratsam, in Absprache mit dem Arzt ein anderes Präparat zu versuchen.

Was die Packungsbeilage verrät

Viele Patienten sind zudem durch die **Packungsbeilage** irritiert. Gerade ängstliche oder zusätzlich an einer Angsterkrankung leidende Patienten haben Vorbehalte, ein Medikament einzunehmen von dem in der Packungsbeilage steht, dass es auch zum Tod führen kann. Was vielen unbekannt sein mag, ist die Entstehungsgeschichte solcher Packungsbeilagen. Der Hersteller ist allein rechtlich dazu verpflichtet, alle während der Zulassung des Medikaments beobachtbaren Nebenwirkungen vollständig aufzulisten. Wenn etwa ein Studienteilnehmer tatsächlich während der Studie verstorben ist, muss das in der Packungsbeilage aufgeführt werden, auch wenn sich nicht vollständig klären ließ, ob tatsächlich das Medikament oder etwa ein Herzinfarkt den Tod verursacht hat. Man kann schließlich nicht vollständig ausschließen, dass nicht auch das Medikament einen Herzinfarkt verursacht hat, auch wenn das sehr unwahrscheinlich erscheint. Dementsprechend sollte man sich von solchen, meist als sehr selten deklarierten Nebenwirkungen nicht abschrecken lassen.

Entscheidend sind relevante Nebenwirkungen. Diese sollten Sie immer mit ihrem behandelnden Arzt besprechen, um sie frühzeitig zu erkennen. So gibt es Nebenwirkungen, die man nicht tolerieren sollte: Hautausschläge, Blutdruckerhöhungen, massive Gewichtszunahmen oder sexuelle Funktionsstörungen gehören dazu. Letztere sind gelegentlich, übrigens auch bei Frauen, zu beobachten und sollten Grund zum Präparatwechsel geben. Ansonsten gilt jedoch der Grundsatz sich durch anfängliche Nebenwirkungen durchzubeißen, um schließlich die einsetzende Wirkung abschätzen zu können.

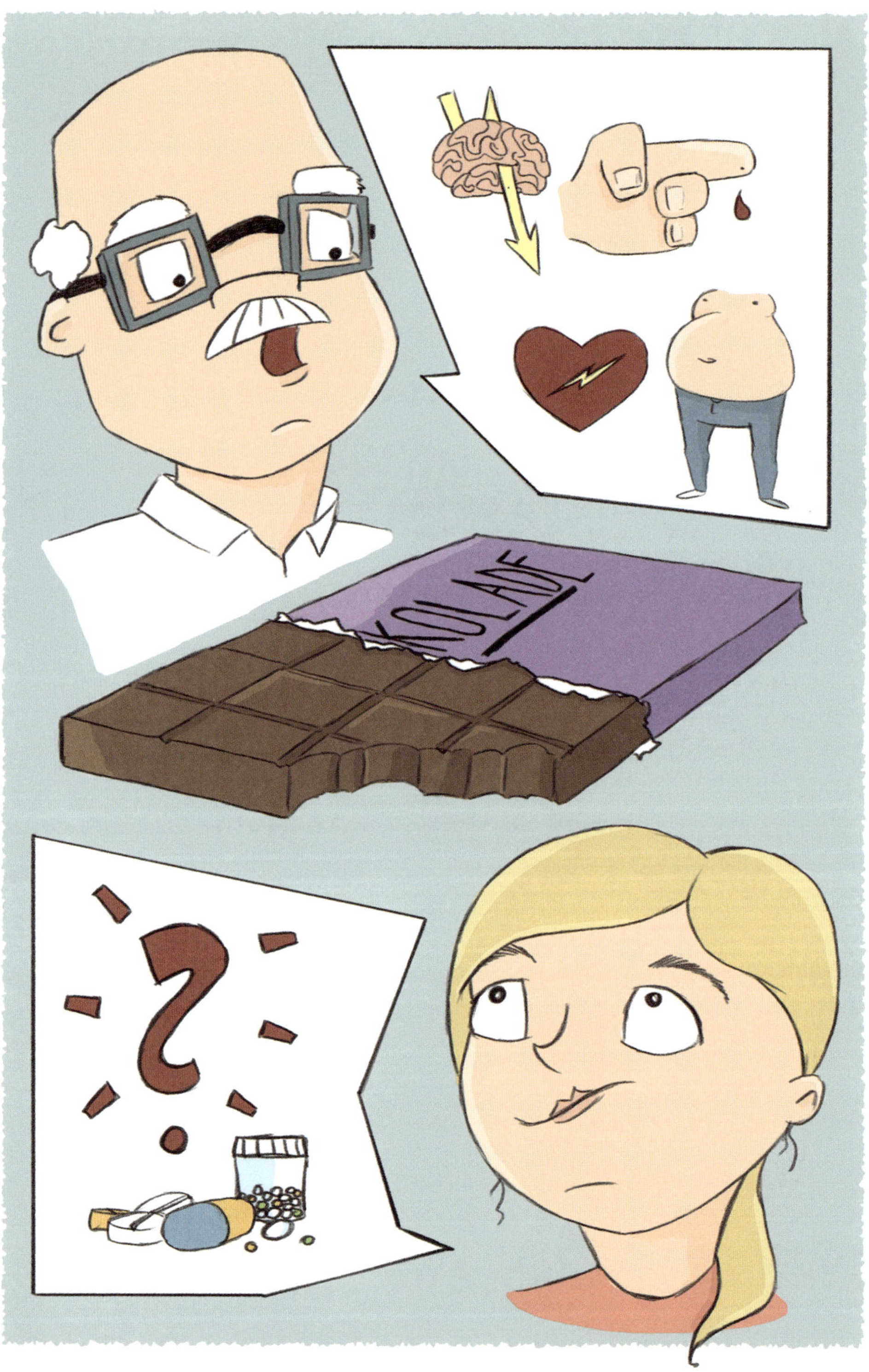

Abb. 6 Medikamentöse Nebenwirkungen? [L265]

Wie lange werden Medikamente eingenommen?

Auch die **Dauer der medikamentösen Behandlung** ist eine Einzelfallentscheidung. Nach einer ersten schweren Episode sollte das Präparat in der Regel für etwa 1 Jahr eingenommen werden, dann kann in Rücksprache mit dem behandelnden Arzt eine Reduktion der Dosis oder gar das schrittweise Absetzen der Substanz versucht werden. In keinem Fall sollten Sie ein Medikament selbstständig ohne ärztliche Rücksprache einfach absetzen! Die Einnahme wird meist schrittweise reduziert, um sogenannten Absetzphänomenen vorzubeugen. Hierbei können die anfänglichen Nebenwirkungen erneut auftreten. Der Körper hat sich gewissermaßen an die Substanz gewöhnt. Eine psychische Abhängigkeit wie bei Suchtmitteln kann übrigens beim Einsatz von Antidepressiva nicht entstehen.

Bei wiederkehrenden depressiven Erkrankungen ist unter Umständen auch eine längerfristige Therapie notwendig, Klarheit bringt hier der individuelle Krankheitsverlauf. Regelmäßige ärztliche Kontakte sind in jedem Fall zu empfehlen, um die Notwendigkeit einer medikamentösen Behandlung zu überprüfen. Hierbei sollte der Grundsatz „So wenig wie möglich, soviel wie nötig" gelten. Etwas einzunehmen, was dick macht, einen Herzinfarkt und Schlaganfall herbeiführen kann, Diabetes verursacht und außerdem schlecht für die Zähne ist, das überlegt man sich zweimal (➤ Abb. 6). Wenn ich Ihnen allerdings nun sage, dass ich kein Medikament, sondern Schokolade im Sinn hatte, sieht die Sache schon anders aus. Schokolade ist ein wunderbares Genussmittel, man muss es aber richtig einsetzen um keine Nebenwirkungen zu bekommen. Ähnlich ist es auch beim Einsatz von Antidepressiva. Eine gute medikamentöse Therapie hilft dem Patienten, ohne dass er Einschränkungen durch Nebenwirkungen hinnehmen muss.

Dieses Beispiel soll Medikamente nicht verharmlosen, aber es zeigt doch, dass die meisten niemals die Packungsbeilage von Schokolade lesen würden. Ich rate auch jetzt dringend davon ab, die Zutatenliste auf der Schokoladen zu lesen, das kann einem echt den Appetit rauben. Deswegen gilt es abschließend festzustellen: Wenn eine medikamentöse Behandlung sinnvoll ist, dann gilt es in enger Rücksprache mit dem behandelnden Arzt die Dosierung sowie Dauer der Behandlung festzulegen, zusammen über Nebenwirkungen zu sprechen und regelmäßig den Grund der Einnahme zu überprüfen.

NUN SIND SIE GEFRAGT!

Setzen Sie sich mit dem Thema Nebenwirkungen auseinander. Schauen Sie in Ihrer Haushaltsapotheke nach einem Medikament, das Sie bereits des Öfteren eingenommen haben (zum Beispiel eine Kopfschmerztablette) und überprüfen Sie, welche Nebenwirkungen aus der Packungsbeilage Sie nach Einnahme des Medikaments verspürt haben.

KAPITEL

10 Suchtmittel und Depressionen

Der Konsum von Suchtmitteln wie Nikotin, Alkohol und anderen Drogen ist ein eigenes psychiatrisches Krankheitsbild. Es gibt jedoch auch hier Verzahnungen mit depressiven Erkrankungen. Zunächst einmal ist festzustellen, dass eine Erkrankung die andere begünstigt. Ein chronisch alkoholkranker Patient wird sehr wahrscheinlich depressive Symptome entwickeln, wenn er durch den fortgesetzten Konsum seine Partnerschaft und seinen Arbeitsplatz verliert. Diese Betrachtung ist jedoch höchst eindimensional. Suchterkrankungen gehen mit einer starken Stigmatisierung einher. Häufig steckt hinter der Sucht jedoch ein ganz anderes Problem, zum Beispiel eine Depression.

Depression und Sucht können Hand in Hand gehen

Was wäre, wenn ein Patient eigentlich nie getrunken hat, dann jedoch nach dem Unfalltod seiner Frau in jungen Jahren eine Depression mit massiven Schlafstörungen entwickelt hat und mit einem Bier zum Einschlafen erst im Verlauf alkoholkrank geworden ist? In der Fachsprache nennt man das **Selbstmedikation** und Alkohol scheint auf den ersten Blick ein sinnvolles Medikament zur Behandlung von Depressionen zu sein. Es macht müde, entspannt und lässt einen vergessen. Das Problem dabei liegt auf der Hand. Alkohol als Volksdroge Nummer 1 ist eine sehr schlechte antidepressive Behandlungsmethode. Er macht abhängig und bewirkt enorme körperliche Schäden. Hätte besagter Patient damals vielleicht rechtzeitig eine adäquate antidepressive Behandlung erhalten, wäre er wesentlich weniger wahrscheinlich alkoholkrank geworden. Eine frühzeitige Behandlung ist wichtig, denn die Schlafstörungen des Patienten hätte man auch wesentlich effektiver und gesünder behandeln können. Eine Psychotherapie hätte unserem Beispielpatienten helfen können, den Verlust seiner Frau zu verarbeiten, umso gar nicht erst den Griff zu Flasche nötig zu machen.

Genuss oder Sucht?

Das Beispiel ließe sich auch auf Cannabis und andere Drogen ausdehnen, häufig steckt eine andere Erkrankung hinter dem Konsum und die ursprünglich im Rahmen einer Selbstmedikation eingesetzte Substanz hat sich zu einem Suchtproblem verselbstständigt.

Man unterscheidet übrigens zwischen dem **gefährlichen Gebrauch** einer Substanz und der **Abhängigkeit.** Wer ab und zu auf einer Party am Joint des Freundes zieht, der ist suchtmedizinisch gesehen vielleicht gefährdet. Wer jeden Tag nach dem Aufstehen und noch vor dem ersten Kaffee den Joint im Mund hat, der ist höchstwahrscheinlich abhängig. Ungesund ist durchaus beides. Eine Suchterkrankung sollte dabei stets zuerst therapeutisch behandelt werden. Eine Psychotherapie ist bei beibehaltenem Konsum von Drogen sinnlos. Betroffene sollten deshalb zuerst das Suchtproblem zum Beispiel durch eine stationäre Entgiftung in den Griff bekommen. Hierzu existieren ebenfalls viele ambulante Angebote von Selbsthilfegruppen, über Beratungsstellen bis hin zur Langzeitentwöhnung.

Aber auch für den alltäglichen Konsum von Suchtmitteln gibt es einiges zu beachten: Dass Rauchen ungesund ist und Lungenkrebs verursachen kann, ist heutzutage zum Glück jedem bekannt. Es beeinflusst aber auch den Abbau von Medikamenten in der Leber, sodass hier eventuell eine Anpassung notwendig ist. Zum Thema Rauchen gilt: Am besten gar nicht, wenn, dann so wenig wie möglich. Hier kann im Verlauf eine Nikotinersatztherapie sinnvoll sein. Von harten Drogen muss man aus ärztlicher Sicht ohnehin abraten und auch der Konsum von Cannabis ist für eine Depression nicht gerade förderlich. Beim Thema Alkohol gilt ebenfalls: Am besten gar nicht und wenn, dann als reines Genussmittel. Ein gutes Glas Wein zu einem leckeren Essen kann etwas ungemein Positives sein, hier ist definitiv die Menge entscheidend. Vorsicht jedoch bei der gleichzeitigen Einnahme von Medikamenten, hier lohnt sich der Blick in die Packungsbeilage.

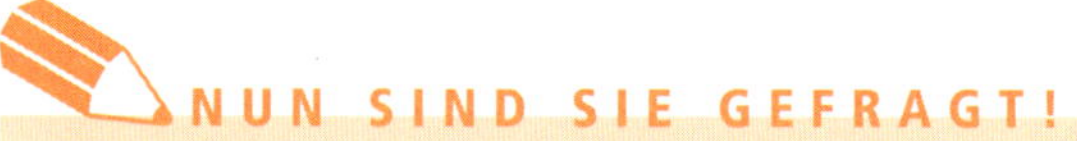

Setzen Sie sich kritisch mit Ihrem Suchtmittelkonsum auseinander.
- Welche Mittel einschließlich Zigaretten und Alkohol nehmen Sie zu sich?
- Wie viel davon?
- Auf was könnten Sie am ehesten verzichten?

Überlegen Sie, wie Sie am ehesten ihren Suchtmittelkonsum positiv beeinflussen können und erstellen Sie einen Plan für die nächsten Wochen und Monate.

KAPITEL

11 Depression und Ernährung

Patienten fragen häufig, ob man nicht auch durch eine spezielle Ernährung Depressionen vorbeugen kann. Leider ist auch hier zu sagen, dass man aufgrund der unzureichenden Kenntnisse über die Stoffwechselvorgänge im Gehirn keinen wirksamen antidepressiven Speiseplan aufstellen kann. Es gibt jedoch wissenschaftliche Empfehlungen[1].

Eines vorweg: Eine ausgewogene Ernährung scheint die beste Speiseplan-Empfehlung gegen Depressionen zu sein, aber es fehlt weiterhin an klinisch erprobten Studien.

Was Kohlenhydrate, Fette und Vitamine bewirken

Kohlenhydrate sind wichtige Energielieferanten für das Gehirn und werden dort zum Aufbau der Botenstoffe benötigt. Eine von einigen Menschen bevorzugte Lowcarb-Diät könnte also den Gehalt an Botenstoffen beeinflussen, entsprechende weiterführende Untersuchungen fehlen jedoch bislang. Die Autoren empfehlen die Aufnahme lang wirksamer Kohlenhydrate, wie sie zum Beispiel in Vollkornprodukten enthalten sind. Diese Empfehlung deckt sich also mit einer ausgewogenen Ernährung.

Bezüglich **Fetten,** in erster Linie den vor allem in Fischen wie Lachs und Thunfisch vorkommenden Omega-3-Fettsäuren, sind die Daten hinsichtlich der möglichen Besserung einer Depression nicht ganz so eindeutig. Ihre Rolle bei der Zellerneuerung des Gehirns ist aber sehr wichtig, auch hier scheint eine ausgewogene Ernährung jedoch auszureichen.

Bei den **Vitaminen** berichten die Autoren von sehr interessanten Studien, in denen nachgewiesen werden konnte, dass die Gabe der Vitamine B_2 und B_6 zu einer besseren Stimmung führte. Die Vitamine B_1 und B_{12} sind zudem wichtig für die Gedächtnisleistung. Folsäure hingegen, die sich vor allem in grünem Gemüse wie zum Beispiel Spinat findet, scheint in der Effektivität einer antidepressiven Behandlung eine Rolle zu spielen. Untersuchungen konnten zeigen, dass der Folsäure-Spiegel bei depressiven Menschen oft vermindert und dann die medikamentöse Behandlung weniger erfolgreich ist. Unklar ist jedoch, ob erst der Folsäure-Spiegel zu niedrig ist und dann die Depression auftritt, oder ob die Depression eine schlechte Ernährung bedingt und der Folsäure-Spiegel deswegen abfällt.

[1] T. S. Sathyanarayana Rao, M. R. Asha, B. N. Ramesh and K. S. Jagannatha Rao. Understanding nutrition, depression and mental illnesses. Indian J Psychiatry. 2008 Apr–Jun; 50(2): 77–82.

Auf die Zusammensetzung kommt es an

Die genannten Beispiele machen eines deutlich: Eine **ausgewogene und vitaminreiche Ernährung** ist sehr wichtig für die körperliche und geistige Gesundheit. Vollkornprodukte, frisches Gemüse und Obst, dazu Fisch und gelegentlich Fleisch, bilden eine gute Basis für seelische Gesundheit. Bislang scheint niemand das Super-Vitamin gegen Depressionen gefunden zu haben. Eine antidepressive Behandlung ausschließlich durch Ernährungsumstellung scheint nicht realisierbar, da sie zu unwirksam ist. Eine Nahrungsergänzung mit Vitaminen, für die bei ausgewogener Ernährung kein Grund besteht, sollte in jedem Fall mit dem behandelnden Arzt abgesprochen werden, da man einige Vitamine auf keinen Fall überdosieren darf, da diese sonst sogar schädlich sein können.

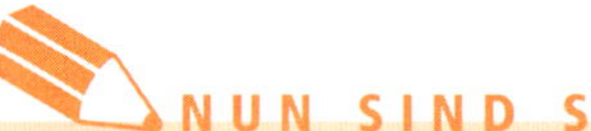

NUN SIND SIE GEFRAGT!

- Was essen Sie jeden Tag? Stellen Sie ihren Speiseplan der aktuellen Woche auf.
- Würden Sie von sich behaupten, dass Sie sich ausgewogen ernähren?
- Wo besteht Optimierungsbedarf?

KAPITEL

12 Depression und Sport

Das Thema Sport und Depression scheint, ähnlich wie das Thema Ernährung und Depression, von Behauptungen und Mythen durchsetzt. Unbestreitbar ist natürlich der gesundheitsfördernde Aspekt von Sport zu nennen. Der Einfluss auf das Herz-Kreislauf-System und die fettverbrennende Wirkung sind bekannt, aber wirkt Sport auch antidepressiv? Es wird vermutet, dass Sport den Serotoninspiegel steigen lässt und damit ähnlich wie ein Antidepressivum wirkt. Dieser Effekt war in einigen Studien[1] sogar beeindruckend und in diesen Fällen nicht weniger wirksam als eine medikamentöse Behandlung.

Treiben Sie Ausdauersport!

Unklar hingegen bleibt die Frage, welche Art Sport die effektivste gegen Depressionen ist und wie oft man Sport treiben sollte. Dazu gibt es in der aktuellen Forschung keine klare Aussage. Es lassen sich jedoch Tendenzen erkennen: Am effektivsten ist es, und das deckt sich mit der allgemeinen Empfehlung zur Vorbeugung von Herz-Kreislauf-Erkrankungen, etwa drei bis vier Mal pro Woche 30 bis 60 Minuten Sport zu treiben. Am sinnvollsten ist dabei **moderates Ausdauertraining** wie Joggen oder Schwimmen. Sport scheint also einen antidepressiven Effekt zu haben, ist gesund für das Herz-Kreislauf-System und den Stoffwechsel und hat letztlich keinen deutlichen Nachteil. Damit ist es als zusätzliches Verfahren durchaus empfehlenswert.

Eine Depression alleine mit Sport zu behandeln, scheint jedoch wenig aussichtsreich. Zumal ein Problem bleibt: Hat man bereits Schwierigkeiten, aufgrund der Depression aus dem Bett aufzustehen, fehlt erst recht die Motivation, Sport zu treiben. Vielleicht konnte dieses Kapitel aber einen kleinen Motivationsschub dafür liefern, die Liste positiver Aktivitäten aus dem 3. Kapitel um einige Sporteinheiten zu ergänzen. Wie wäre es mit Spazierengehen? Das verstaubte Fahrrad aus dem Keller holen? Ihr Serotoninspiegel wird es Ihnen sicher danken.

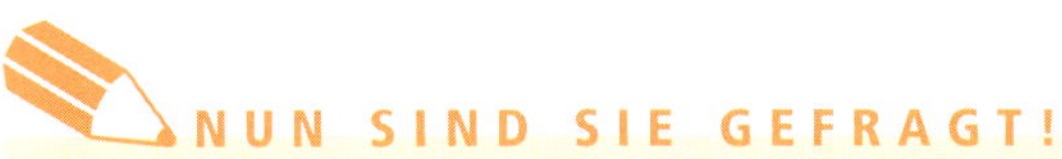

NUN SIND SIE GEFRAGT!

- Wie oft und wie lange treiben Sie pro Woche Sport?
- Wo besteht Optimierungsbedarf?

[1] Mirko Wegner, Ingo Helmich, Sergio Machado, Antonio Egidio Nardi, Oscar Arias-Carrión and Henning Budde. Effects of Exercise on Anxiety and Depression Disorders: Review of Meta-Analyses and Neurobiological Mechanisms. CNS & Neurological Disorders – Drug Targets. 2014; 13: 1871–5273.

KAPITEL

13 Biologische Therapieverfahren: Lichttherapie und Schlafentzug

Bevor biologische Therapieverfahren erläutert werden, soll eine besondere Form depressiver Erkrankungen angesprochen werden: die sogenannte Herbstdepression. Unter dem Einfluss von Sonnenlicht produziert der Körper ebenfalls den Botenstoff Serotonin. Wenn nun im Herbst die Tage kürzer werden, kann das zu einer sogenannten saisonalen Depression führen. Das Schmuddelwetter bewirkt, dass wir uns vermehrt im Bett aufhalten, die Sonnenexposition nimmt ab und der Körper reagiert mit einem Abfall des Serotoninspiegels, was eine Depression auslösen kann. Die meisten saisonalen Depressionen sind dabei eher leichte bis mittelgradige depressive Episoden, aber natürlich kann der Herbst auch eine vorher bestehende schwere Depression verstärken.

Trübsal im Herbst

Bei der reinen **Herbstdepression** verursacht der Mangel an Sonnenlicht regelmäßig (bei vielen Patienten auch jährlich wieder auftretend) über die Herbst- und Wintermonate depressive Symptome, die im Frühjahr mit erneuter Sonneneinstrahlung wieder abnehmen. Je nach Schwere der Symptomatik ist eine medikamentöse Behandlung notwendig, eine Psychotherapie ist in jedem Fall zu empfehlen. Zur Ursachenbekämpfung empfiehlt es sich, dem schlechten Wetter zu trotzen und dennoch vor die Tür zu gehen. Selbst bei Regen bekommt unsere Haut wenigstens ein bisschen Licht ab und die Bewegung an der frischen Luft wirkt ebenfalls antidepressiv. Im Herbst und Winter gilt es, schöne Tage unbedingt draußen zu nutzen. Was gibt es Schöneres, als einen sonnigen Herbsttag in der Natur?

Licht gegen trübe Gedanken

Sollte die regelmäßige Sonnenexposition dennoch nicht ausreichend sein, so kann über eine **Lichttherapie** nachgedacht werden. Hierzu lässt man den Patienten täglich etwa 30 Minuten lang vor einer entsprechenden Lichttherapie-Lampe sitzen. Die Behandlung wird über die Herbst- und Wintermonate wiederholt durchgeführt. Diese Lampen sind so konzipiert, dass sie möglichst keine die Haut schädigenden Lichtanteile abgeben. Eine normale Glühbirne von zu Hause erreicht diesen Effekt übrigens nicht, es bringt also wenig, sich allabendlich unter die Stehlampe im Wohnzimmer zu legen (> Abb. 7). Es gibt Heimgeräte für den alltäglichen Gebrauch zu kaufen, eine entsprechende Qualität ist jedoch meist mit hohen Kosten verbunden. Man kann sich auch verpflichten den Hund des Nachbarn dreimal die Woche Gassi zu führen, dann kommt die Lichtdosis meist wie von selbst.

Schlafentzug als Zusatzbehandlung in der Klinik

Die Therapie mit **Schlafentzug** kann vor allem unter kontrollierten Bedingungen im Rahmen einer stationären Behandlung eine sinnvolle Ergänzung sein. Hier wird der Patient angehalten, die gesamte Nacht und auch den

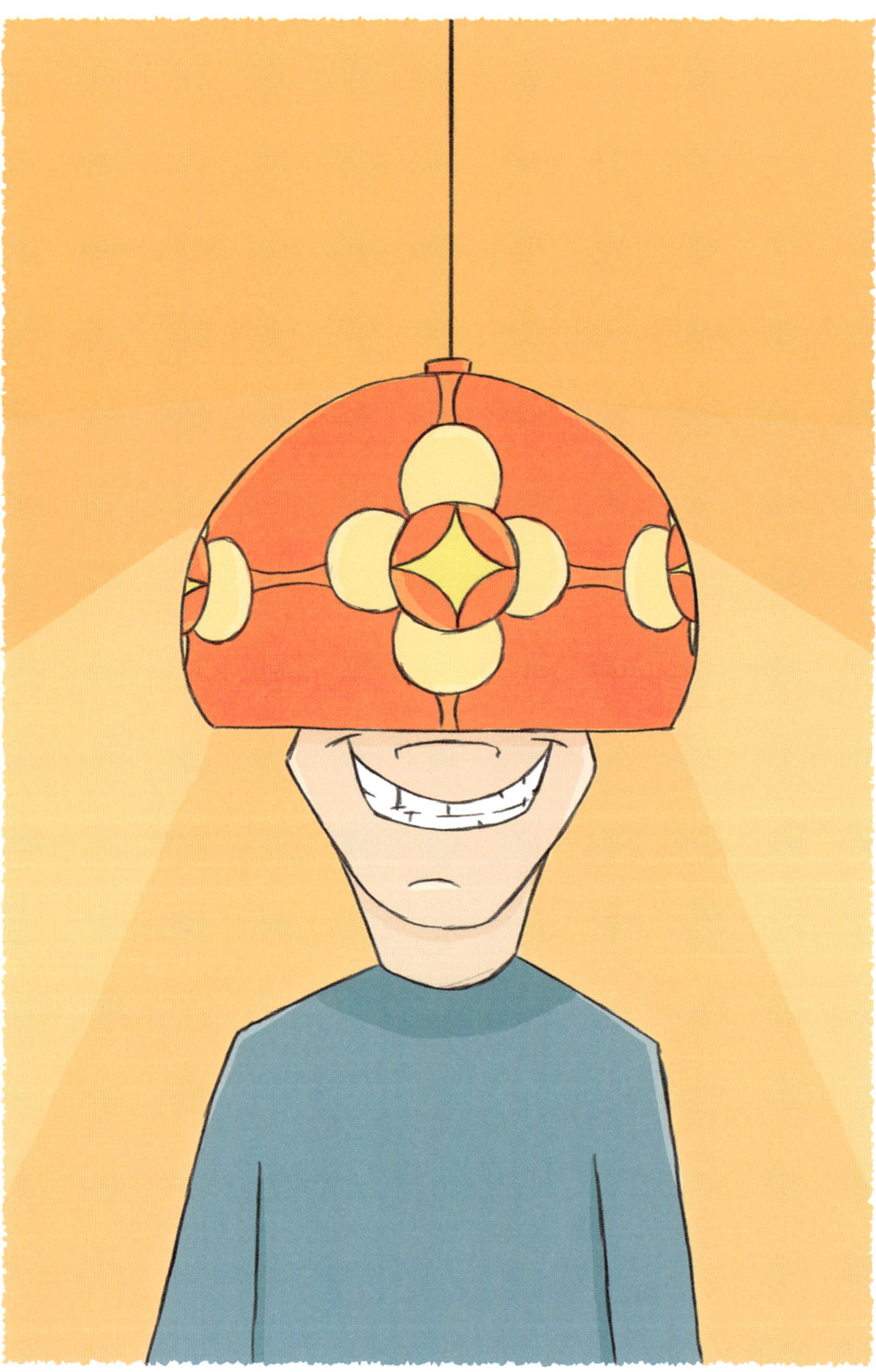

Abb. 7 Lichttherapie für zu Hause? [L265]

darauf folgenden Tag bis zum Abend wach zu bleiben. Nach einem Schlafentzug zeigen etwa 60 % der Patienten eine messbare Verbesserung der Stimmung am Folgetag[1]. Je nach Ergebnis kann der Schlafentzug dann in den individuellen Therapieplan des Patienten eingebaut und entsprechend wiederholt werden. Meist empfiehlt sich jedoch eine zusätzliche medikamentöse Therapie, da die Wirkung begrenzt ist. Sinnvoll kann die Behandlung mittels Schlafentzug jedoch bei schweren Depressionen sein. Hierbei erfährt der Patient, wie sich ein Tag ohne schwere Depression anfühlt, was häufig die weitere psychotherapeutische Behandlung verbessert. Der angenommene Effekt des Schlafentzugs zielt erneut auf die Botenstoffe im Hirn und insbesondere das Serotonin. Jeder hat das schon einmal erlebt: Ist der sogenannte tote Punkt erstmal überwunden, verfällt man häufig in einen Zustand, der fast schon manische Züge hat.

Bitte beachten Sie: Ein gesunder Schlaf ist bei depressiven Erkrankungen sehr wichtig. Der Schlafentzug ist lediglich eine Therapieergänzung, sollte aber in jedem Fall in einem stationären Setting durchgeführt werden.

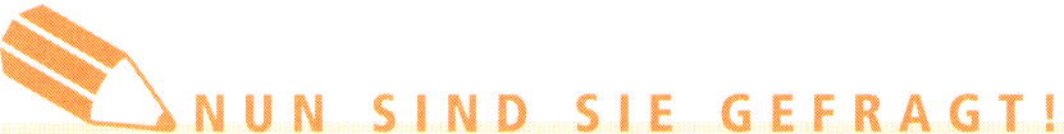

Denken Sie an den letzten Herbst und Winter.
- Wie viel Zeit haben Sie draußen in der Natur verbracht?
- Welche Ausflugsziele könnte man im nächsten Herbst und Winter planen?

Stellen Sie eine Liste der Orte und Aktivitäten auf, die Sie besuchen möchten.

[1] Anna Wirz-Justice and Rutger H. Van den Hoofdakker. Sleep Deprivation in Depression: What Do We Know, Where Do We Go? Biol Psychiatry. 1999; 46: 445–453.

KAPITEL

14 Stromstöße gegen Depression

Hilfreiche Therapie mit schlechtem Ruf

Die **Elektrokrampftherapie** (EKT) wird in Deutschland bei schweren depressiven Erkrankungen eingesetzt, die nicht mehr anders zu therapieren sind. Der Patient ist dabei in Narkose und wird zusätzlich mit einem Medikament behandelt, das eine Muskelbewegung unterdrückt. Anschließend erhält er kurze Stromstöße, die einen krampfanfallähnlichen Zustand auslösen. Aufgrund der Medikamente bekommt der Patient davon jedoch nichts mit. Das klingt natürlich dennoch etwas mittelalterlich und so gar nicht nach moderner Medizin. In der Öffentlichkeit hat diese Behandlung deshalb einen sehr schlechten Ruf. Wissenschaftler sehen das anders und auch viele Patienten widersprechen dem schlechten Bild von der EKT. Es zeigte sich, dass bei Patienten, die bislang lediglich eine antidepressive Therapie erhalten hatten, die EKT im Mittel sogar wirkungsvoller war als die medikamentöse Behandlung allein[1]. Mehr noch, in Kombination mit einer medikamentösen Therapie zeigte sich auch ein bedeutender Rückfallschutz gegenüber weiteren depressiven Phasen[2].

In den USA ist die Elektrokrampftherapie weiter verbreitet. In Deutschland ist man zurückhaltender, die EKT wird nur bei schwerer, therapieresistenter Depression angewendet. Häufig wird das Thema in Literatur und Film auf sehr dramatische Art und Weise dargestellt. Fakt ist jedoch, dass kein Patient einfach so Stromstöße erhält. Die Patienten entscheiden sich nach einer ausführlichen Beratung dazu, diese Therapieform ausprobieren zu wollen, weil sie endlich nicht mehr depressiv sein möchten und sich von der Behandlung Linderung erhoffen.

Die Elektrokrampftherapie ist heutzutage eine sehr sichere und wenig nebenwirkungsbelastete Behandlung. Erwähnenswert sind vorübergehende Gedächtnisstörungen, die aber durch moderne Durchführung deutlich reduziert werden können. Es kommt dabei zu keiner Schädigung des Hirngewebes. Wenn man so will, entsteht das größte Risiko einer EKT durch die notwendige Narkose, eine Tatsache, die auch bei Operationen oder beim Zahnarzt in Kauf zu nehmen ist und die dem allgemeinen Narkoserisiko entspricht.

1 UK ECT Review Group. Efficacy and safety of electroconvulsive therapy in depressive disorders: a systematic review and meta-analysis. Lancet. 2003; 361: 799–808.

2 Brown ED, Lee H, Scott D, Cummings GG. Efficacy of Continuation/Maintenance Electroconvulsive Therapy for the Prevention of Recurrence of a Major Depressive Episode in Adults With Unipolar Depression: A Systematic Review. J ECT. 2014; Jun 24.

14

Was Strom im Gehirn bewirkt

Die **Wirkung** der Elektrokrampftherapie wird durch das Auslösen eines Krampfanfalls im Gehirn erreicht, eine Therapieform, die in der Medizingeschichte schon lange bekannt ist, auch wenn die genauen Mechanismen noch nicht vollständig geklärt sind. Da der Patient jedoch, wie bereits erwähnt, unter Medikamenten steht, läuft dieser Krampfanfall für ihn unbemerkt ab. Meist erfolgt die Behandlung über einige Wochen, jeweils im Abstand von einigen Tagen. Die EKT kann somit eine sinnvolle Behandlung sein, gerade wenn Medikamente nicht den gewünschten Erfolg bringen.

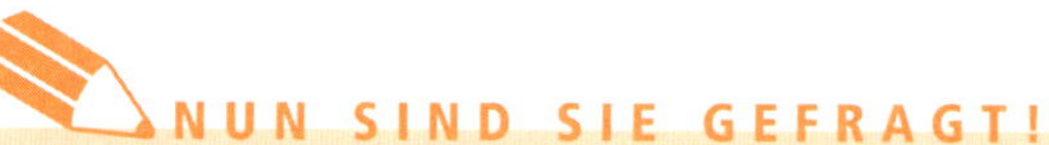

- Wie stehen Sie zum Thema Strom gegen Depression?
- Würden Sie eine solche Behandlung bei sich durchführen lassen, wenn alle bisherigen Maßnahmen keinen Erfolg gebracht hätten?
- Kennen Sie jemanden, der eine entsprechende Behandlung bereits erhalten hat?

Verdeutlichen Sie sich nochmal wie der schlechte Ruf der Behandlung zustande kommt. Kennen Sie andere Beispiele in der Medizin?

KAPITEL

15 Einblicke in die Akutpsychiatrie

Die Akutstation einer psychiatrischen Klinik ist meist auch die **Aufnahmestation.** Das bedeutet, dass die meisten Notfallpatienten zuerst auf dieser Station behandelt werden. Meist handelt es sich um eine geschlossene Station mit einer überschaubaren Anzahl von Betten. Die Patienten können auf dieser Station am besten überwacht werden (Sichtfenster oder Kameras), um eine optimale Versorgung zu gewährleisten. Da hier meist sehr akute Fälle behandelt werden, geht es auf dieser Station häufig turbulent zu. Es kann laut und hektisch sein.

Depressive Patienten werden nach Möglichkeit nicht auf einer Akutstation behandelt, solange es, zum Beispiel bei starken Suizidgedanken, nicht notwendig wird. An dieser Stelle soll dennoch ein kleiner Einblick in eine solche Station gegeben werden, um Wissen zu vermitteln und Ängste abzubauen.

Psychiatrien haben auch heute noch mit vielen Vorurteilen zu kämpfen. Das liegt zum einen an der im Vergleich zu anderen medizinischen Fachrichtungen noch recht jungen Geschichte, zum anderen sind bestimmte **Vorurteile** historisch begründet. Bis in die Moderne hinein wurden psychisch erkrankte Menschen größtenteils als „Sonderlinge" angesehen. Es fehlte an effektiven Behandlungsmaßnahmen und so entstanden viele Psychiatrien dieser Zeit als möglichst abgelegene Anstalten, in denen Menschen verwahrt werden konnten. Dieses Bild hat sich im Verlauf des 20. Jahrhunderts gewandelt. Heute, im 21. Jahrhundert, sind viele psychiatrische Kliniken an allgemeine Krankenhäuser angeschlossen und die Behandlung erfolgt in einem multiprofessionellen Team.

Gründe für eine Akutbehandlung

Dennoch ist bei manchen psychischen Erkrankungen eine sogenannte geschützte Behandlung auf einer geschlossenen Station sinnvoll und notwendig. Das kann zum Beispiel bei schweren Psychosen, in denen die Betroffenen sich und ihre Umwelt nicht mehr richtig wahrnehmen können, oder bei akuter Suizidgefahr der Fall sein. Immer dann, wenn der Patient eine Gefahr für sich oder andere darstellt, greifen die **psychiatrischen Gesetze** des jeweiligen Bundeslandes. Der Betroffene kann dann für eine gewisse Zeit auch gegen seinen Willen auf einer geschlossenen Station untergebracht werden. Bei bestimmten Krankheitszuständen sind die Betroffenen nämlich nicht mehr in der Lage, für sich selbst zu entscheiden. Die Prüfung dieser Fälle erfolgt durch unabhängige Amtsärzte, die nicht im jeweiligen Krankenhaus angestellt sind, sondern bewusst eine Art Kontrollfunktion ausüben. Hier lautet die zentrale Fragestellung: „Ist eine Unterbringung des Patienten wirklich notwendig und wurden alle anderen Behandlungsversuche bereits ausgeschöpft?". Anschließend muss ein Richter ein juristisches Gutachten erstellen und erst dann greifen die Gesetze zu einer zwangsweisen Unterbringung.

Wo die Willensfreiheit endet

Bei depressiven Erkrankungen ist dies überwiegend bei schwerer Lebensmüdigkeit der Fall, kommt jedoch bei anderen Erkrankungen häufiger vor, zum Beispiel bei den bereits erwähnten **Psychosen** oder auch bei manischen Episoden im Rahmen einer bipolaren Erkrankung. Im Gegensatz zu einer Depression, wo der Patient meist hilfesuchend ist und ein starkes Krankheitsgefühl hat, sind manche dieser Patienten nicht einsichtig und gefährden sich und andere, weil sie zum Beispiel denken, sie seien unsterblich und könnten etwa auf einer Autobahn spazieren gehen. Auch bei älteren Menschen mit demenziellen Erkrankungen wie zum Beispiel Alzheimer kann eine solche geschützte Unterbringung notwendig werden. Bei chronisch erkrankten Menschen besteht zudem die Möglichkeit einer gesetzlichen Betreuung einzelner Teilbereiche ihres privaten Lebens. In so einem Fall darf ein dafür vom Gericht ausgewählter Betreuer zum Beispiel die Post des Patienten öffnen, sich um die Wohnsituation kümmern oder die Behandlung in einem Krankenhaus anordnen.

Natürlich stellt eine derartige Behandlung einen Einschnitt in den Willen des Betroffenen dar und ist daher immer genauestens zu hinterfragen. In manchen Fällen gibt es aber keine andere Lösung. Eine schwer an Alzheimer erkrankte Patientin, die in ihrer Wohnung verwahrlost und nicht mehr in der Lage ist, sich zu waschen oder zu ernähren, muss entsprechend medizinisch versorgt werden, um Schlimmeres zu verhindern. Das ist der Anspruch unserer Sozialgesellschaft, das ist auch mein Anspruch als Arzt, der den Menschen helfen möchte. Eine Unterbringung lässt sich jederzeit seitens des Patienten anfechten und wird auch unmittelbar aufgehoben, wenn die gefahrgebenden Kriterien nicht mehr bestehen.

Aufräumen mit Vorurteilen

Der Ablauf einer Unterbringung ist also strikt geregelt, wird seitens der Amtsärzte und des Gerichts kontrolliert und hat somit nichts mehr mit dem Wegsperren von Patienten aus früheren Zeiten zu tun. Viele Patienten fühlen sich jedoch so, was auch nur allzu verständlich ist. Eine Akutstation ist nun mal leider nicht der ruhigste Ort und stellt je nach Ausstattung und Konzept der Klinik zusätzlichen Stress für den ohnehin kranken Patienten dar.

Einige Kliniken haben neue Modelle zu geschlossenen Stationen entwickelt, sodass es in diesen Einrichtungen zum Beispiel ganz bewusst keine geschlossenen Türen mehr gibt, damit sich die Betroffenen nicht noch eingesperrter fühlen. Eine Unterbringung bedeutet auch nicht zwangsläufig, dass man als Betroffener nicht vor die Tür gehen kann. Wenn Absprachen getroffen werden können, ist es vielen Patienten auch möglich, einen Spaziergang oder bei weiterer Besserung des Gesundheitszustands einen größeren Tagesausgang zu unternehmen.

Ein weiteres mit Vorurteilen besetztes Thema sind **Behandlungen gegen den Willen des Patienten.** Viele Horrorfilme spielen in Psychiatrien, in denen Menschen heimlich Medikamente in den Tee gemischt werden. Wenn es solche Zeiten jemals gegeben haben sollte, dann sind sie heute auf jeden Fall Vergangenheit. Eine Behandlung gegen den Willen des Patienten ist, übrigens ebenso wie eine sogenannte Fixierung (hierbei wird der Patient vorübergehend mittels von Gurten an das Bett gebunden um eine Gefahr abzuwenden), nur in schweren Fällen von Gefährdung anderer oder sich selbst erlaubt. Das greift zum Beispiel dann, wenn ein schwer in der Psychose steckender Patient einen anderen Patienten angreift, weil er glaubt, in ihm den Teufel zu sehen. In diesen Fällen gibt es einfach keine andere Möglichkeit als den Patienten zunächst mit Worten zu beruhigen und ihn, falls alle anderen Möglichkeiten versagen, auch zu fixieren und wenn notwendig medikamentös zu behandeln.

Eine Erweiterung bezüglich der sogenannten Zwangsbehandlung gibt es noch: Bei chronischen Patienten, bei denen ohne eine entsprechende Medikation keine Besserung der Erkrankung zu erwarten ist, kann das zuständige Gericht auf Empfehlung der Betreuers einen Antrag für eine medikamentöse Behandlung in Auftrag geben, allerdings nur nach ausführlicher Begutachtung des Patienten und genauem Darlegen der Vor- und Nachteile. Ansonsten gilt in Deutschland völlig zu Recht: Solange jemand nicht akut sich oder andere gefährdet, ist die medizinische Behandlung ihm selbst überlassen.

An die ersten Kontakte mit der Akutstation erinnert sich wohl jeder Arzt mit gemischten Gefühlen. Man sieht hier sehr viel Leid, aber auch viele schöne Momente. Zum Beispiel wenn ein bislang sehr akuter Patient von der Behandlung profitiert und sich auf dem Weg der Besserung befindet. Es ist und bleibt eine **Arbeit mit Extremen.** Ich persönlich versuche mich bei der Arbeit stets in den betroffenen Patienten hineinzuversetzen und auch dessen Sichtweise zu berücksichtigen, egal wie krank, eventuell aggressiv und unzurechnungsfähig derjenige auch sein mag. Solche Zustände kann man leider manchmal nicht anders behandeln als mit Fixierung und Zwangsmedikation, das sind die unschönen Seiten der Akutpsychiatrie. Diese Maßnahmen stehen aber am Ende einer Reihe von zunächst deeskalierenden Maßnahmen wie zum Beispiel beruhigenden Gesprächen.

Als Arzt muss ich jederzeit empathisch sein. Ich muss mich in den Betroffenen hineinversetzen können und mir klar machen, was meine Entscheidungen für denjenigen bedeuten. Im Rahmen von Fortbildungen wurde ich auch selbst einmal fixiert und habe am eigenen Leib verspürt, was es bedeutet, gegen seinen Willen auf ein Bett gebunden zu werden. Es war trotz der Übungssituation keine schöne Erfahrung. Wenn ich mir allerdings vorstelle, dass ich, als imaginärer Patient, im Verlauf der Behandlung wieder gesund werde und mich ansonsten selbst so stark gefährdet hätte, dass ich womöglich nicht mehr leben würde oder jemanden verletzt hätte, dann bin ich froh, dass es solche Stationen gibt und wir eben nicht mehr in den Anfängen der Psychiatrie stecken.

Letztlich ist die Akutstation eben das, was der Name besagt: Es geht hier um die **Behandlung von akuten psychiatrischen Krankheitsbildern** und das Ziel ist es, dem Patienten nach der Entaktualisierung die geeignete Behandlung zukommen zu lassen. Am Beispiel einer schweren depressiven Episode mit Suizidversuch könnte das wie folgt aussehen: Der Patient wird mit dem Rettungswagen in die Klinik eingeliefert, nachdem er eine unbestimmte Anzahl an Tabletten genommen hat, um sich das Leben zu nehmen. Er wird zunächst intensivmedizinisch betreut, um eine Gefährdung für das Leben abzuwenden, und anschließend in die Psychiatrie verlegt. Dort wird er weiter überwacht und bekommt das Angebot, im Verlauf auf die Therapiestation zu wechseln, um weiterbehandelt zu werden. Das lehnt der Patient ab – er wolle jetzt unbedingt nach Hause, um sich zu erschießen, da der Versuch mit den Tabletten ja nicht geklappt habe. In diesem Fall wird die bereits erwähnte Abfolge von Vorstellung beim Amtsarzt und richterlicher Anhörung in Kraft treten und der Patient wird zum Beispiel für 2 Wochen untergebracht. Nach einigen Tagen Behandlung wird es ihm bereits besser gehen und er wird vielleicht selbst den Wunsch äußern, weiterbehandelt zu werden. Folglich wird die Unterbringung aufgehoben und der Patient kann nun auf eine offen geführte Therapiestation verlegt werden.

Ich habe viele dieser Fälle betreut und hatte, trotz aller unschönen Seiten, die eine solche Akutbehandlung mit sich bringt, im Verlauf immer den Eindruck, jemandem geholfen zu haben. Mit einigen Patienten habe ich im Anschluss eine Psychotherapie begonnen und sie über mehrere Monate jede Woche gesehen. Mitzuerleben wie jemand, der bereits vor dem Abgrund seines Lebens stand, wieder Fuß fasst und sich zurück ins Leben kämpft, das ist eine echte Motivation diesen Beruf auszuüben.

NUN SIND SIE GEFRAGT!

Kennen Sie jemanden aus dem Freundes- oder Bekanntenkreis, der schon einmal auf einer akutpsychiatrischen Station behandelt wurde? Sofern derjenige über seine Erfahrungen sprechen möchte, suchen Sie das Gespräch und lassen Sie sich den Eindruck einer Akutstation vermitteln.

Welche positiven und negativen Erfahrungen hat der Betreffende gemacht?

Können Sie sich vorstellen wie es ist, Patient einer solchen Station zu sein?

KAPITEL

16 Einblicke in eine Therapiestation

Eine Therapiestation hat, wie die Bezeichnung bereits andeutet, meist einen therapeutischen Schwerpunkt. Das bedeutet, dass neben den Ärzten und der Pflege auch Psychologen sowie weitere Therapeuten (Musiktherapie, Ergotherapie etc.) tätig sind. In der Regel ist eine solche Therapiestation eine offen geführte Station. Aufgrund des offenen Settings können nur Patienten behandelt werden, die aufgrund ihres Krankheitsbilds auch dort führbar sind. Eine psychotherapeutische Behandlung setzt ein gewisses Maß an Kooperation voraus. Zudem sollten sich die Patienten auch psychisch in der Lage fühlen, am Therapieprogramm teilzunehmen.

Therapie in der Gruppe …

Der zuvor im Beispiel genannte Patient würde nach der Akutbehandlung für einige Wochen auf der Therapiestation bleiben. Neben einer medikamentösen Behandlung (zum Beispiel der Einstellung auf ein Antidepressivum) nimmt er an den Therapien teil, in den meisten Kliniken **verhaltenstherapeutische Gruppentherapien.** Das bedeutet, dass eine Gruppe von Patienten gemeinsam unter Anleitung der Psychologen das Therapieprogramm absolviert. Die Themen sind denen dieses Buchs sehr ähnlich. Es geht um Psychoedukation (Förderung des Verständnisses der Krankheit) und um die Anwendung verhaltenstherapeutischer Therapiestrategien wie den Umgang mit schlechten Gedanken, den Grübelstopp oder Stressbewältigung.

Flankiert wird ein solches Therapieprogramm von den sogenannten komplementärtherapeutischen Therapien. In der **Musiktherapie** lernen Patienten sich mithilfe von Musik auszudrücken. In der **Ergotherapie** hingegen steht das Schaffen eines handwerklichen Produkts im Vordergrund. Viele Patienten beginnen dort zu malen oder zu töpfern. In der **Tanztherapie** geht es um Bewegung sowie das gemeinschaftliche Erleben und in den **Entspannungsverfahren** lernen die Patienten zum Beispiel durch autogenes Training mit Anspannungen umzugehen.

… und darüber hinaus

In psychologischen und ärztlichen **Einzeltherapiestunden** werden zudem gezielt Probleme des jeweiligen Patienten besprochen, eine solche Behandlung ist, wenn man so will, eine verkürzte Psychotherapie. In mehrmals in der Woche stattfindenden Visiten werden die medizinischen Anliegen der Patienten besprochen, häufig wird auch im Rahmen dieser Behandlung die medikamentöse Ein- oder Umstellung vorgenommen. Je nach Ausrichtung der Klinik ist die Behandlung auf einer Therapiestation für eine bestimmte Dauer geplant. Häufig finden Patienten hier auch soziale Kontakte, die vielleicht im Rahmen der Depression vernachlässigt wurden. Man stützt sich gegenseitig und besucht einander, wenn der andere noch länger im Krankenhaus bleiben muss. Gerade für Patienten mit depressiven Erkrankungen stellt die Therapiestation damit eine der wichtigsten Anlaufpunkte in der Klinik dar.

Nachdem der akute Aspekt (zum Beispiel ein Suizidversuch) behandelt wurde, ist deshalb hier die Adresse, erste Schritte zurück in den Alltag zu schaffen. Im Verlauf nutzen viele Patienten die Wochenenden, um Ausflüge zu machen oder auch mal wieder zu Hause zu übernachten.

Wie geht es anschließend weiter?

Vor der **Entlassung** wird die weitere Behandlung geklärt. Ist es sinnvoll, den Patienten in einer Tagesklinik zu behandeln oder reicht eine ambulante Weiterbehandlung? Diese und ähnliche Fragestellungen werden im Team aller Therapeuten mit dem betroffenen Patienten geklärt. Im angestrebten Idealfall ist der Patient nach einigen Wochen stabil genug, wieder am Alltag teilnehmen zu können. Die Bedeutung des Therapieprogramms bei der Genesung ist nicht unerheblich. Keine Tablette der Welt wird schlechte Gedanken korrigieren oder Krankheitsverständnis vermitteln können. Vielmehr ist die enge Verzahnung aus medikamentöser Behandlung und Psychotherapie der entscheidende Weg zum Erfolg. Diese Zusammenarbeit verschiedener Berufsgruppen auf einer Therapiestation sorgt dafür, dass der Patient möglichst ganzheitlich behandelt wird.

NUN SIND SIE GEFRAGT!

Kennen Sie jemanden aus dem Freundes- oder Bekanntenkreis der schon einmal auf einer Therapiestation behandelt wurde? Sofern derjenige über seine Erfahrungen sprechen möchte, suchen Sie das Gespräch und lassen Sie sich den Eindruck einer Therapiestation vermitteln.
Welche positiven und negativen Erfahrungen hat der Betreffende gemacht?
Können Sie sich vorstellen wie es ist, Patient einer solchen Station zu sein?

KAPITEL

17 Einblicke in eine Tagesklinik

In einer Tagesklinik erfolgt die Behandlung nur tagsüber. Im Unterschied zu einer Therapiestation stehen hier also keine Zimmer für die Patienten zur Verfügung. Die Patienten übernachten zu Hause und nehmen meist von Montag bis Freitag von morgens bis zum Nachmittag an den Therapien teil.

An erster Stelle steht die Psychotherapie

Aufgrund der Konzentration auf die Psychotherapie bietet eine Tagesklinik in der Regel das **intensivste Therapieprogramm** in der Klinik. Manche sind in verschiedene Gruppen aufgeteilt, die ein spezielles Therapieprogramm anbieten. Es gibt auch Tageskliniken, die sich auf ein einziges Krankheitsbild spezialisiert haben wie zum Beispiel die Behandlung von Magersucht oder Persönlichkeitsstörungen. Tageskliniken zur Depressionsbehandlung sind jedoch aufgrund der Häufigkeit der Erkrankung weitverbreitet, sodass es in jeder Region ein entsprechendes Angebot geben sollte.

Das Therapieprogramm ähnelt dem der stationären Behandlung, ist jedoch intensiver. Das setzt eine gewisse Psychotherapiebereitschaft voraus. Ein Patient der zum Beispiel noch mit massiven Schlafstörungen zu kämpfen hat und folglich wie gerädert ist, ist demnach auf einer Psychotherapiestation besser aufgehoben.

Ergänzende Therapieverfahren werden angeboten

In der Regel ist die tagesklinische Behandlung auf einige Wochen begrenzt. Neben der Gruppentherapie (deren Themenschwerpunkte sich auch hier im Buch in den Kapiteln widerspiegeln) bieten viele Tageskliniken meist wöchentliche Einzelgespräche an, in denen die besonderen Probleme des Patienten besprochen werden können. Analog zur stationären Behandlung gibt es auch in der Tagesklinik ergänzende Therapien wie Ergo- oder Tanztherapie. Die Patienten bekommen meist einen Therapieplan ausgehändigt und durchlaufen die verschiedenen **Therapieeinheiten.** Ärztlicherseits wird die Therapie durch Visiten ergänzt. Auch hier ist also die Einstellung auf Medikamente möglich, aufgrund des langen Behandlungszeitraums bleibt auch genügend Zeit für möglicherweise komplexere Umstellversuche.

Die Tagesklinik ist demnach ein idealer Ort für ambulante Patienten, die in einer aufkommenden Krankheitsphase vermehrt psychotherapeutische Unterstützung brauchen und zu lange auf die Einleitung einer ambulanten Psychotherapie warten müssten. Sie steht aber auch gewissermaßen am Ende der Behandlung in einer Klinik und bietet vielen Patienten ein sehr intensives Therapieprogramm zum Abschluss.

NUN SIND SIE GEFRAGT!

Kennen Sie jemanden aus dem Freundes- oder Bekanntenkreis der schon einmal in einer Tagesklinik behandelt wurde? Sofern derjenige über seine Erfahrungen sprechen möchte, suchen Sie das Gespräch und lassen Sie sich den Eindruck einer Tagesklinik vermitteln.
Welche positiven und negativen Erfahrungen hat der Betreffende gemacht?
Können Sie sich vorstellen wie es ist, Patient in einer Tagesklinik zu sein?

KAPITEL

18 Einblicke in die ambulante Behandlung

Die ambulante Behandlung von Depressionen stellt eine wichtige Säule in der Patientenversorgung dar und wird von der ambulanten Psychotherapie und der ambulanten ärztlichen Versorgung gewährleistet.

Wie der Hausarzt helfen kann

Viele depressive Erkrankungen müssen gar nicht in einer Klinik behandelt werden, sondern lassen sich ärztlicherseits dadurch begleiten, dass der Patient alle paar Wochen einen Termin bei einem niedergelassenen Arzt wahrnimmt. Letztlich besteht auch das Ziel der Krankenhausbehandlung darin, dass der Betroffene wieder zurück in sein häusliches Umfeld kann und dort ein möglichst normales Leben führt.

Die Planung der ambulanten Weiterbehandlung ist daher ein zentrales Element der Entlassungsplanung eines Patienten, sei es von der Akutstation oder im Anschluss an eine tagesklinische Behandlung. Der ambulante Arzt betreut die wichtige **Nachsorge** des Patienten, er ist für die Weiterverordnung der Medikation zuständig und nimmt im Verlauf eine Anpassung derselben vor. Zudem entscheidet er gemeinsam mit dem Patienten, ob ein Auslassversuch, das heißt, ein schrittweises Absetzen der Medikation, bei länger anhaltender psychischer Stabilität unternommen werden kann. Der Arzt ist allerdings nicht nur bei der Nachsorge der Patienten gefragt. In vielen Fällen kommen Patienten über ihren Hausarzt oder Psychiater in die Klinik. Gerade der Hausarzt begleitet den Patienten häufig seit vielen Jahren und wendet sich dann an die Klinik, weil sein Patient zum Beispiel den Tod eines Angehörigen nicht verarbeiten konnte und jetzt eine Depression entwickelt.

Die enge Zusammenarbeit zwischen Klinik und den zuweisenden Ärzten macht letztlich eine gute Patientenversorgung aus. Kommt man das erste Mal mit einer psychischen Erkrankung in Kontakt, so ist das persönliche ambulante Versorgungsnetz meist noch sehr dünn gesponnen. Viele Patienten haben gar keinen Psychiater, oft muss man lange Wartezeiten in Kauf nehmen. Erster Ansprechpartner ist deswegen meist der **Hausarzt,** bei dem einige Patienten auch im Verlauf lieber bleiben wollen, da sie bereits Vertrauen zu ihm haben. Das ist absolut nachvollziehbar und sofern realisierbar auch vertretbar. Viele Hausärzte haben einen exzellenten Blick für psychiatrische Diagnosen und sind bestens geeignet, einen depressiven Patienten längerfristig zu betreuen.

Wann der Facharzt hinzukommen sollte

Häufig ist jedoch die Überweisung zum **Facharzt für Psychiatrie** zu empfehlen. Dies aus zwei Gründen: Je nach Ausrichtung des Hausarztes endet der fachliche Kompetenzbereich an der einen oder anderen Stelle. Einige Hausärzte sind psychiatrisch unglaublich versiert, es gibt jedoch auch Hausärzte, die andere Schwerpunkte in ihrer Praxis gesetzt haben. Und so wie bei einer Krebserkrankung die Überweisung an einen spezialisierten Facharzt sinnvoll ist, so ist sie es auch bei manchen Depressionen, insbesondere bei chronischen oder schwer therapierbaren Depressionen.

Der zweite wichtige Punkt betrifft die Verschreibung der Medikamente. Bedingt durch die Kostenabrechnung unseres Gesundheitssystems kann es vorkommen, dass Hausärzte aufgrund der manchmal zu hohen Kosten nicht alle Antidepressiva verschreiben können. Ein Psychiater hingegen kann die Verschreibungen anders gegenüber der Krankenkasse absetzen und hat hier deswegen häufig mehr Spielraum. In jedem Fall schadet es nicht, sich mit dem Hausarzt zusammenzusetzen und das weitere Prozedere zu besprechen. Und ein guter Arzt ist derjenige, der auch sagen kann: Da kenne ich mich nicht genügend aus, da muss ein Spezialist ran.

Dieser Spezialist ist dann ein Facharzt für Psychiatrie und Psychotherapie (der zwingend auch eine therapeutische Ausbildung absolviert haben muss) bzw. ein Facharzt für Psychiatrie (ältere Bezeichnung für den klassischen Psychiater) oder ein Nervenarzt (als kombinierte Facharztausbildung aus Psychiatrie und Neurologie). Entscheidend ist das Zusammenspiel von medikamentöser Behandlung wo notwendig und einer Psychotherapie. Eine Pille zum Lösen aller Probleme gibt es leider nicht. Die medikamentöse Behandlung schafft in vielen Fällen die Voraussetzungen für den Erfolg einer Therapie, ersetzen kann sie diese keinesfalls.

Wie der ambulante Psychotherapeut helfen kann

Die Planung einer sich an die klinische Behandlung anschließenden Psychotherapie ist daher wichtiger Bestandteil jedes psychiatrischen Krankenhausaufenthalts. Durchgeführt wird sie von **Psychotherapeuten,** die meist einen psychologischen Hintergrund haben (das heißt Psychologie studiert und dann eine therapeutische Ausbildung absolviert haben) oder von **ärztlichen Psychotherapeuten** (Studium der Medizin und anschließende therapeutische Ausbildung).

Wie in ➤ Kapitel 7 beschrieben, gibt es verschiedene Therapierichtungen, wie die Verhaltenstherapie oder die tiefenpsychologische Therapie. Welche Therapieform die wirksamere ist, darüber streiten die Experten. Fest steht jedoch: **Psychotherapie ist bei jeder Depression zu empfehlen!** Je nach Art der Depression ist aber womöglich die eine oder andere Therapieform sinnvoller, sprechen Sie mit Ihrem Arzt oder Therapeuten darüber. Am häufigsten werden Depressionen heutzutage verhaltenstherapeutisch behandelt. Dabei trifft man sich nach einigen Probestunden meist wöchentlich (in der Regel für zunächst 25 Stunden) mit dem Therapeuten und bearbeitet systematisch Problemfelder. Die Themen ähneln den Kapiteln dieses Buches, auch wenn dieses Buch eine Therapie nicht ersetzen kann und lediglich einen Überblick bietet.

Das Ziel der ambulanten Behandlung ist klar: So wie ein Bluthochdruckpatient möglichst gut therapiert sein sollte, um nicht mit einem zu hohen Blutdruck und den daraus resultierenden Folgeerkrankungen durch das Leben zu gehen, so sollte auch ein depressiver Patient die optimale Therapie erhalten. Das Ziel ist Normalität, beim Blutdruck wie im Gefühlsleben eines Patienten. Möglich wird dies vor allem durch eine Psychotherapie und bei Notwendigkeit eine unterstützende antidepressive Medikation.

NUN SIND SIE GEFRAGT!

Verschaffen Sie sich erneut einen Überblick über die verschiedenen Behandlungsmöglichkeiten depressiver Erkrankungen. Zeichnen Sie dazu skizzenhaft ein Modell der Behandlungsmöglichkeiten einer Depression.
Welche Personen und Institutionen sind beteiligt?
Was sind Ihre persönlichen Erfahrungen damit?

KAPITEL

19 Der Krisenplan

Krisen kommen im Leben leider vor, davor ist auch kein gesunder und gut therapierter Patient gefeit. Tod eines Angehörigen, Trennung vom Partner, Arbeitsplatzverlust und ähnliche Katastrophen können Auslöser für eine Krise sein. Wichtig dabei: Jeder Mensch reagiert auf die gleiche Krise unterschiedlich – je nachdem welchen Stellenwert das die Krise auslösende Ereignis im Leben eines Betroffenen hat.

Wer zum Beispiel keine besondere Bindung zu seinem Haustier hatte, den wird eine weggelaufene Katze wahrscheinlich nicht in eine Krise stürzen. Aber gerade für einen älteren Menschen mit wenigen sozialen Kontakten, der seit vielen Jahren mit seinem Tier unter einem Dach wohnt, kann der Tod des geliebten Fiffi eine echte Krise darstellen. Ein anderer Mensch definiert sich vor allem über seine Leistung im Beruf und kann daher mit einem Arbeitsplatzverlust nur schwer umgehen. So unterschiedlich wir Menschen sind, so unterschiedlich sind auch die uns belastenden Ereignisse. Eine **Krise** ist damit noch keine psychische Erkrankung, sie kann jedoch im Verlauf zu einer Depression führen und ist, gerade bei aufkommender Lebensmüdigkeit, immer ein akuter psychiatrischer Notfall.

Krisen lassen sich leider nicht vorhersagen und häufig sind selbst vorab überlegte Handlungsstrategien („Wenn es zur Trennung kommen sollte, dann ...“) nicht wirksam. Bestand bereits vor der Krise eine Depression, so wird sich diese durch die Krise meist verschlimmern. Häufig zeigen sich die Patienten im ersten Moment einer Krise handlungsunfähig und beginnen dann im Verlauf Bilanz zu ziehen. An dieser Stelle kommen erneut lebensmüde Gedanken ins Spiel. „Bevor ich wieder alleine durch das Leben gehen muss, bringe ich mich lieber um“, wäre ein typischer lebensmüder Gedanke in einer solchen Krisensituation. Bei jeder Art von Gefährdung für das eigene Leben ist eine stationäre psychiatrische Behandlung zu empfehlen. Das muss keine lange Behandlung sein, im Sinne einer kurzen Intervention kann eine Krise professionell aufgefangen und bearbeitet werden, bevor etwas Schlimmes passiert.

Der Krisenplan

Zur psychologischen Behandlung einer Erkrankung gehört auch immer die Aufstellung eines Krisenplans. Der Patient sollte diesen Plan im Falle eines Falls parat haben, zum Beispiel mit einem Griff in die Handtasche oder einem Blick an das Innere der Kleiderschranktür. Der Krisenplan ist eine Handlungsanweisung für den Betroffenen und seine Angehörigen, wenn alle Beteiligten durch die Krise möglicherweise nicht mehr handlungsfähig sind. Er sollte so aufgebaut sein, dass Schritt für Schritt **sicherere Handlungsanweisungen** gegeben sind. Am Anfang befindet sich zum Beispiel die Aufforderung, die Liste der positiven Aktivitäten wieder aufzunehmen (➤ Kap. 3). Ein Spaziergang an der frischen Luft, ein Gespräch mit der besten Freundin, all das kann eine Krise frühzeitig abfangen und Schlimmeres verhindern.

Der Krisendienst

Reicht das nicht aus, ist professionelle Hilfe gefragt. Viele Städte verfügen über einen sogenannten **Krisendienst.** Häufig übernehmen soziale Einrichtungen, die Menschen in schwierigen Situationen telefonisch oder auch persönlich zur Seite stehen können und rund um die Uhr erreichbar sind, den Krisendienst. So kann Entlastung geschaffen werden und eine dafür ausgebildete Fachperson kann die Situation als Außenstehender einschätzen. Solche Angebote gibt es deutschlandweit und nicht nur in größeren Städten. Ein weiterer Ansprechpartner steht mit dem **Sozialpsychiatrischen Dienst** einer Stadt oder Gemeinde zur Verfügung. Diese Einrichtung ist insbesondere dann gefragt, wenn es um Unterbringungsverfahren oder gesetzliche Betreuungen geht.

Im Notfall: 112 wählen!

Natürlich kann dieser professionelle Kontakt je nach Verfügbarkeit auch der eigene Therapeut oder Arzt sein. Lässt sich die Situation so aktuell nicht lösen oder ist eine akute Suizidgefahr anzunehmen, bleibt nur noch der Weg ins Krankenhaus. Rufen Sie den **Rettungsdienst** unter der 112 und lassen Sie sich in die nächste psychiatrische Klinik bringen. In Deutschland sind die zuständigen Kliniken übrigens anhand der Postleitzahlen unterteilt, sodass eine Klinik immer einen zugewiesenen Bezirk betreut. Je nach Entfernung und Schwere des Falls wird der Rettungsdienst dann entweder die nächste Klinik (mit Option einer möglichen Verlegung nach Begutachtung) oder die jeweils zuständige Klinik anfahren. In der Klinik wird der zuständige Psychiater mit Ihnen sprechen. In vielen Fällen lässt sich nach einem ausführlichen Gespräch eine akute Aufnahme vermeiden, etwa dann, wenn eine Vorstellung auf der Therapiestation in den nächsten Tagen vereinbart werden kann. In manchen Fällen ist die Situation allerdings so akut, dass eine sofortige Aufnahme notwendig wird. In jedem Fall gilt: Lieber einmal zu vorsichtig sein und sich in Behandlung begeben, bevor etwas Schlimmes passiert.

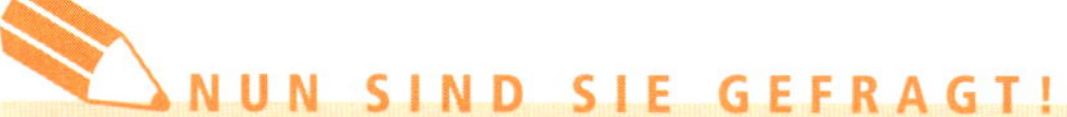

Informieren Sie sich über den Krisendienst in Ihrer Stadt.
Wie können Sie diesen kontaktieren, welche Alternativen gibt es?
Erstellen Sie ihren persönlichen Krisenplan.
Wem würden Sie sich am ehesten anvertrauen, wenn Sie Hilfe brauchen?
Welche psychiatrische Kliniken gibt es in Ihrer Nähe?

KAPITEL

20 Suizidgedanken

Lebensmüde und bei weiterer Zuspitzung auch konkrete Suizidgedanken sind häufige Begleiter bei depressiven Erkrankungen wie bei psychischen Störungen allgemein. Das Wort Suizid stammt aus dem Lateinischen und bedeutet Selbsttötung. Gerade die tiefe Hoffnungslosigkeit als Hauptsymptom der Depression, das Fehlen jeglicher Perspektive führt dazu, dass Menschen beschließen, ihrem Leben ein Ende zu setzen. Zudem leiden viele depressive Patienten an einem Selbstwertverlust, der oft mit Schuldgefühlen verbunden ist. Sie wollen niemandem zur Last fallen und kommen gedanklich zu dem Punkt, dass es der Welt ohne sie besser gehe.

Im Jahr 2012 starben in Deutschland laut der Internetseite des Statistischen Bundesamtes 9.890 Menschen durch Suizid. Damit sind jedoch nur die letztendlich zum Tode führenden Suizidversuche erfasst. Bei den nicht geglückten Suizidversuchen, deren Anzahl um ein Vielfaches höher liegt, rangieren Frauen vor Männern. Letztere wählen häufig härtere Methoden. Um diese Dimensionen einmal zu verdeutlichen: Laut Statistischem Bundesamt starben in Deutschland im Jahr 2012 weitaus mehr Menschen durch Suizid (9.890) als durch einen Verkehrsunfall (3.827). Die deutlich häufigeren missglückten Suizidversuche werden nicht statistisch erfasst, es ist jedoch zu erahnen, welche Ausmaße das Thema hat.

Risikofaktoren und Alarmsignale

Unbestreitbar ist, dass die meisten Suizide im Rahmen psychiatrischer Erkrankungen erfolgen. Das macht einige der Fälle verhinderbar, wenn sie erkannt und therapiert werden. Entscheidend hierbei, auch für den Laien, ist das Beachten von **Risikofaktoren,** zum Beispiel alleinstehende Menschen, Suizidversuche in der Vorgeschichte oder aktuelle Lebenskrisen wie eine Trennung, der Verlust des Arbeitsplatzes oder finanzielle Schwierigkeiten. In jedem Fall sollte man jede noch so unbedeutsam erscheinende Äußerung des Betroffenen ernst nehmen. Sich nach Ruhe zu sehnen, das ist auch ein Alltagsbegriff, im Zusammenhang mit den beschriebenen Risikofaktoren bekommt er jedoch einen neuen Beiklang.

Suizidale Menschen wirken häufig zurückgezogen, sprechen weniger und machen die Dinge mit sich aus. Aber auch das Gegenteil kann der Fall sein: Ist der Entschluss erst gefasst, zeigt sich bei vielen Patienten häufig eine gewisse Erleichterung. Hier kann der fälschliche Eindruck entstehen, dem Betroffenen gehe es besser. Ein weiteres Alarmsignal sind ungewöhnliche Handlungen des Betroffenen wie das plötzliche Aufsetzen eines Testaments, das Verschenken von Geld und Gegenständen oder das vermehrte Wahrnehmen von Gesprächen, um alte Differenzen beizulegen.

Als Angehöriger sieht man sich in solch einem Fall meist überfordert. Manchmal ist man zudem Teil des Problems, etwa bei einem Trennungskonflikt oder im Rahmen einer starken Schuldsymptomatik. Angehörige berichten häufig, sie hätten Angst, das Thema mit dem Betroffenen zu besprechen, da sie befürchten, etwas Falsches zu sagen und den Betreffenden dann erst recht zum Suizid zu ermuntern.

Gesprächsregeln für Angehörige bei Suizidabsicht

Folgende **Regeln** können in einem solchen Gespräch helfen: Zunächst geht es darum zuzuhören. Lassen Sie sich die Gründe für das geplante Vorhaben aus dem Leben zu scheiden erklären. Melden Sie dann zurück, was sie von dem Gesagten verstanden haben: „Ich habe das so verstanden, dass du wegen dem Tod deiner Mutter nicht mehr leben willst, weil du dich so alleine fühlst, ist das richtig?“. Man sollte dabei schwierige Themen niemals „umschiffen“, sondern möglichst direkt danach fragen. Macht der Betroffene zum Beispiel eine Randbemerkung über mögliche konkrete Suizidplanungen und erwähnt, dass er ein stabiles Seil gekauft hat, zögern sie nicht ihn danach zu fragen. „Warum kaufst du ein Seil? Was hat das mit deiner aktuellen Situation zu tun?“. Der Betroffene hätte das Detail nicht erwähnt, wenn er nicht darüber hätte sprechen wollen. Versuchen Sie im Gespräch möglichst sachlich und neutral zu bleiben. Einem suizidalen Menschen nach einem Trennungskonflikt zu erklären, dass man seine Freundin ohnehin nie leiden konnte, ist wenig hilfreich.

Am Ende des Gesprächs wird der Betroffene sich zunächst mal alles von der Seele geredet haben. Nun ist es wichtig, eine **gemeinsame Absprache** zu treffen. Kann derjenige Ihnen versprechen sich nichts anzutun? Kann er das auch schriftlich in einem sogenannten Antisuizidpakt bestätigen? Zeigen Sie demjenigen, dass Sie verlässlich an seiner Seite sind, dies aber voraussetzt, dass er gewisse Regeln einhält. Machen Sie dem Betroffenen auch die Konsequenzen klar, die sein möglicher Suizid für Sie hätte. Bieten Sie eine Lösung an, erweitern sie den Horizont des Betreffenden und bringen Sie ihn in psychiatrische Behandlung. Das kann der Kontakt mit dem Therapeuten oder Arzt am nächsten Morgen oder zu einer Kriseneinrichtung sein, je nachdem was der Betroffene bereit ist mitzugehen und was aus Ihrer subjektiven Einschätzung heraus tragbar ist.

Wenn ein Gespräch nicht ausreicht

Bei Zweifeln, ob der Patient die Absprachen einhalten kann, oder wenn nicht gewährleistet ist, dass Sie sich um den Betroffenen kümmern können, sollten Sie lieber einmal zu vorsichtig als zu nachsichtig sein und den Patienten mithilfe des Rettungsdienstes und notfalls unter Zuhilfenahme der Polizei sofort in einer psychiatrischen Klinik vorstellen. In der Klinik wird derjenige dann, notfalls auf einer geschützten Station, im Sinne einer **Krisenbehandlung** therapiert werden. Neben anspannungslösender Medikation wird eine begleitende Psychotherapie begonnen, in welcher der Patient sich seinen aktuellen Problemen schrittweise nähern kann.

Die akute Suizidalität ist ein medizinischer Notfall, vergleichbar einem Herzinfarkt und sollte auch als solcher wahrgenommen und behandelt werden. Nicht jede lebensüberdrüssige Bemerkung muss letztlich in suizidaler

Absicht erfolgt sein, sie kann aber auch der berühmte letzte Tropfen sein, der das Fass zum Überlaufen bringt. Entscheidend ist das persönliche und offene Gespräch mit dem Betroffenen und bei Unsicherheiten die sofortige Zuweisung in die Klinik. Klar, jeder Mensch hat ein Recht darauf zu entscheiden, wie er durch das Leben geht und vielleicht auch, wann er es beenden möchte, das ist eine zutiefst ethische Frage. Wenn jedoch eine tiefschwarze Depression die Sinne vernebelt und dem Betroffenen einen Weg vorgibt, den er unter anderen Umständen gar nicht gehen müsste, dann ist jeder geglückte Suizid einer zu viel. Viele Patienten sind nach einem gescheiterten Suizidversuch unendlich froh, eine zweite Chance bekommen zu haben und gehen seitdem wie ausgewechselt durchs Leben.

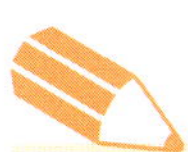

NUN SIND SIE GEFRAGT!

- Kennen Sie Gespräche über das Thema Suizid aus ihrem eigenen Umfeld?
- Erkennen Sie gewisse Parallelen?
- Wie haben Sie solche Situationen bislang gemeistert?
- Ergänzen Sie den Krisenplan aus ➤ Kapitel 19 um Informationen aus diesem Kapitel.

KAPITEL

21 Schlafhygiene

Unter Schlafhygiene versteht man dabei die Verbesserung der Schlafqualität. Ein gesunder Schlaf ist wichtig für die psychische Gesundheit. Häufig sind Schlafstörungen der erste Schritt zu einer depressiven Verstimmung. Das Befolgen der nachstehenden Tipps kann die Schlafqualität und damit auch die psychische Gesundheit entscheidend beeinflussen (➤ Abb. 8).

10 Regeln für einen besseren Schlaf

1. Versuchen Sie möglichst **feste Schlafzeiten** einzuhalten. Für einen berufstätigen Menschen könnte das unter der Woche bedeuten von 23 Uhr bis 7 Uhr zu schlafen. Nach Möglichkeit sollte man von diesen Zeiten auch am Wochenende nicht übermäßig abweichen. Der Biorhythmus stellt sich entsprechend auf diese Zeiten ein und es fällt dem Körper dann leichter, zur Ruhe zu kommen. Übrigens bedeutet das auch mit dem Weckerklingeln aufzustehen und nicht noch 3 × 10 Minuten unruhigen Halbschlaf anzuhängen, das macht einen nur müder nach dem Aufstehen.
2. Vermeiden Sie einen **Mittagsschlaf.** Ein längeres Nickerchen am Mittag kann die Schlafqualität in der Nacht negativ beeinflussen. Nach Möglichkeit sollten Sie deshalb nur einmal am Tag schlafen und zwar vorzugsweise in der Nacht.
3. Bezüglich der **Schlafdauer** gibt es unterschiedliche Bedürfnisse. Viele Menschen kommen mit weniger Schlaf aus, aber ein Richtwert von 8 Stunden ist ein guter Anfang. Auch zu lange zu schlafen kann zu Schlafstörungen führen, deshalb ruhig auch an freien Tagen den Wecker stellen.
4. Das **Bett** ist, den Austausch von Zärtlichkeiten ausgenommen, einzig und allein zum Schlafen da. Im Bett zu essen oder abends fernzusehen ist absolut nicht zu empfehlen, da so der Ort des Schlafens zweckentfremdet wird.
5. Vermeiden Sie den **Konsum von Alkohol oder Nikotin** vor dem Schlafengehen. Alkohol macht zwar müde, aber verschlechtert die Schlafqualität und ist eine sehr schlechte Dauerlösung zum Einschlafen. Rauchen hingegen aktiviert den Körper und sorgt dafür, dass er nicht abschalten kann.
6. Bereiten Sie sich auf das **Schlafengehen** vor. Dies gelingt am besten durch allabendliche Rituale, die einen möglichst beruhigenden Charakter haben. Beispielsweise einen müde machenden Tee trinken, dann waschen und Zähne putzen und noch ein paar Seiten lesen. Schlecht hingegen wäre es, bis kurz vor dem Schließen der Augen fernzusehen oder vor dem Computer zu sitzen.

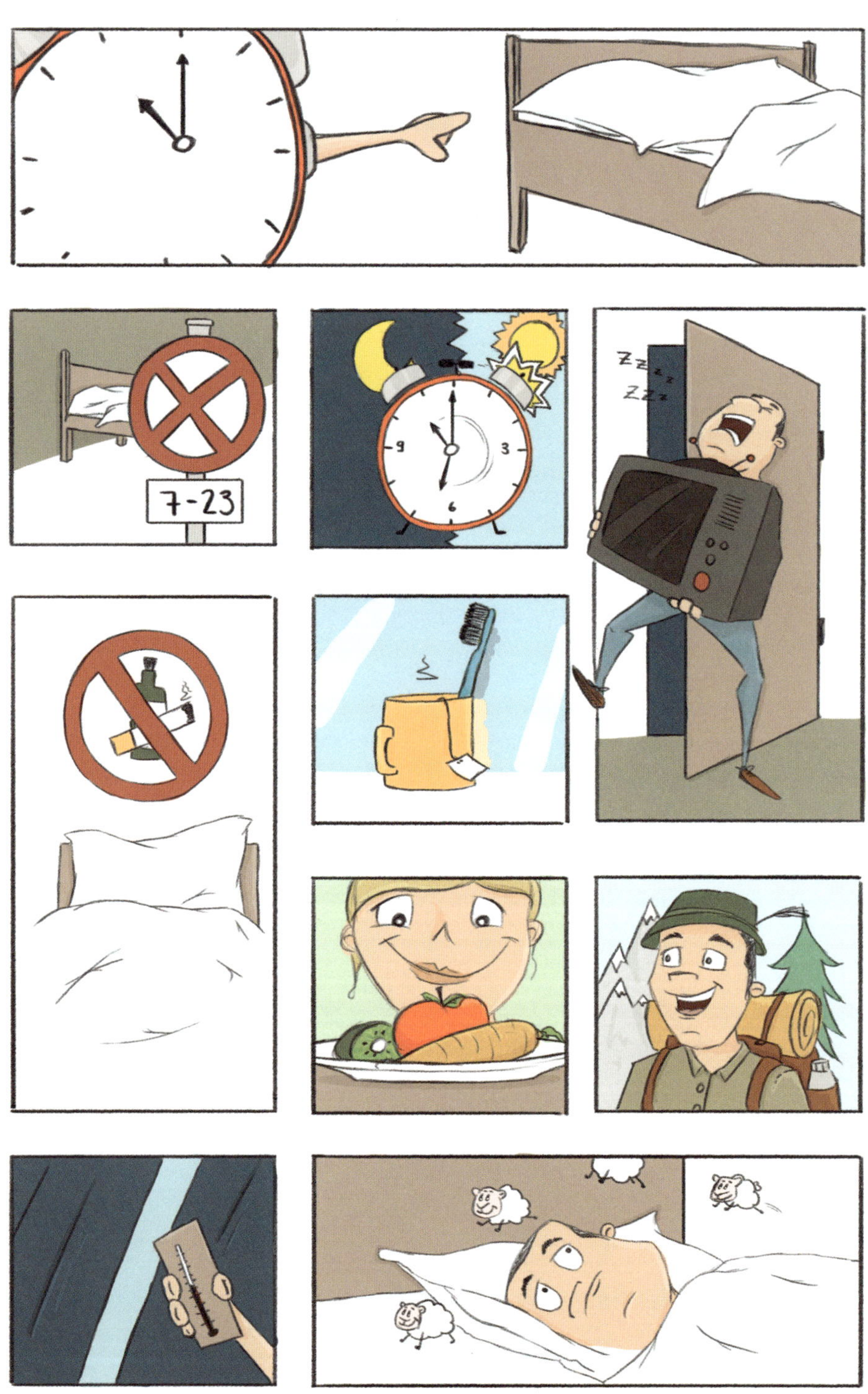

Abb. 8 Die zehn Regeln der Schlafhygiene [L265]

7. Vermeiden Sie fette und reichhaltige **Mahlzeiten am Abend.** Ein leichtes Abendessen einige Stunden vor dem Zubettgehen reicht aus und belastet den Körper nicht unnötig mit Verdauungsaktivitäten.
8. Sorgen Sie dafür, dass sie **abends müde** sind. Treiben Sie tagsüber Sport oder gehen Sie abends noch eine Runde spazieren. Der Volksmund sagt, frische Luft mache müde und wer sich schon während des Spaziergangs aufgrund einer aufkommenden Müdigkeit regelrecht auf das Bett freut, der schläft auch besser ein.
9. Schaffen Sie eine **Schlafatmosphäre.** Dazu gehört neben einer gemäßigten Temperatur (Wohlfühltemperatur der meisten Menschen im Schlafzimmer zwischen 19 und 21 °C) auch Dunkelheit. Abends produziert unser Körper „Schlafhormone", das tut er am liebsten bei gemäßigter Dunkelheit. Auch am Morgen hilft eine dunkle Gardine, den Körper länger im wohltuenden Schlaf zu halten. Achten Sie zudem auf frische Luft im Schlafzimmer und möglichst wenig Lärm.
10. Wenn Sie nicht schlafen können, verfallen Sie nicht ins **Grübeln.** Schlafstörungen können auch bei völlig gesunden Menschen vorkommen, manchmal kommt der Körper einfach nicht zur Ruhe. Vermeiden Sie eine im Dunkeln gut sichtbare Uhr direkt am Bett, um sich so nicht noch weiter unter Druck zu setzen. Versuchen Sie die Gedanken vom Thema Einschlafen abzulenken (das berühmte „Schäfchen zählen"). Wenn es mit dem Schlafen einfach nicht klappt, wiederholen Sie ihr Einschlafritual und lesen vielleicht noch einige Seiten.

Bei anhaltenden Schlafstörungen ist der Kontakt zu einem Arzt zu empfehlen. Neben pflanzlichen Präparaten gibt es die Möglichkeit einer vorübergehenden medikamentösen Behandlung von Schlafstörungen, allerdings ist hier die Gefahr einer Abhängigkeitsentwicklung bei unkontrollierter Einnahme zu beachten. Wirksamer jedoch sind die oben beschriebenen Regeln der Schlafhygiene, sie machen garantiert nicht abhängig und bewirken in den meisten Fällen eine Verbesserung der Schlafqualität und damit der psychischen Gesundheit.

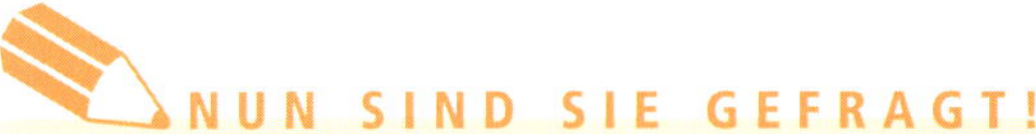

Versuchen Sie die zehn beschriebenen Regeln der Schlafhygiene umzusetzen.

KAPITEL

22 Schlechte Gedanken und wie man sie los wird

Der sogenannte kognitive Teil der Verhaltenstherapie beschäftigt sich mit der Veränderung von Gedanken. Wie bereits am Beispiel des **Fühlen-Denken-Handeln-Modells** (➢ Kap. 4) besprochen, spielen negative Gedanken eine große Rolle bei der Aufrechterhaltung einer depressiven Erkrankung. Der Einfluss der negativen Gedanken ist groß: Sie wirken sowohl auf die Gefühls- wie auch auf die Handlungsebene und damit auf das gesamte Erleben des Patienten. Dabei können wiederkehrende Verhaltensmuster identifiziert werden, wie das folgende Beispiel verdeutlicht:

Nicht alles ist schlecht

Übertriebenes Verallgemeinern: Depressive Patienten neigen dazu, ein Missgeschick in eine ganze Reihe von Missgeschicken einzuordnen und dies auf andere Lebensbereiche auszudehnen. Zum Beispiel könnte das einmalig versalzene Abendessen in einem depressiven Patienten die Überzeugung hervorrufen, dass er generell ein schlechter Koch ist. Ein typischer Gedanke wäre dann „War doch klar, ich bin ohnehin ein lausiger Koch."

Zur Lösung dieses Problems empfiehlt es sich, die auslösende Situation genau anzuschauen, an die Stelle der ursprünglich schlechten Gedanken soll nun ein neuer Gedanke treten:

1. Welches Ereignis war die Ursache?
   – In diesem Fall das versalzene Essen.
2. Welches Gefühl hat dieses Ereignis ausgelöst?
   – In diesem Fall ein Gefühl der Wertlosigkeit.
3. Welche automatischen depressiven Gedanken folgten daraus?
   – „Ich bin ein lausiger Koch!"
4. Welche alternativen Gedanken gäbe es?
   – „Kann doch jedem mal passieren."
5. Wie sieht die Situation mit den neuen Gedanken aus?
   – „Nicht so schlimm, beim nächsten Mal achte ich darauf."

So lässt sich Schritt für Schritt ein ursprünglich falsches Verhalten, in diesem Fall das Verallgemeinern, in einen positiven Gedanken umwandeln. Der Weg kann dabei mitunter langwierig sein. Automatische Gedanken werden durch bisherige Erfahrungen geprägt und sind häufig bereits seit der Kindheit treue Begleiter.

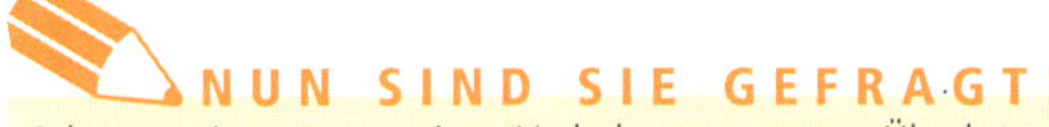

Schauen wir uns nun weitere Verhaltensmuster an. Überlegen Sie sich schon während des Lesens Beispiele aus Ihrem Leben und mögliche Lösungsstrategien.

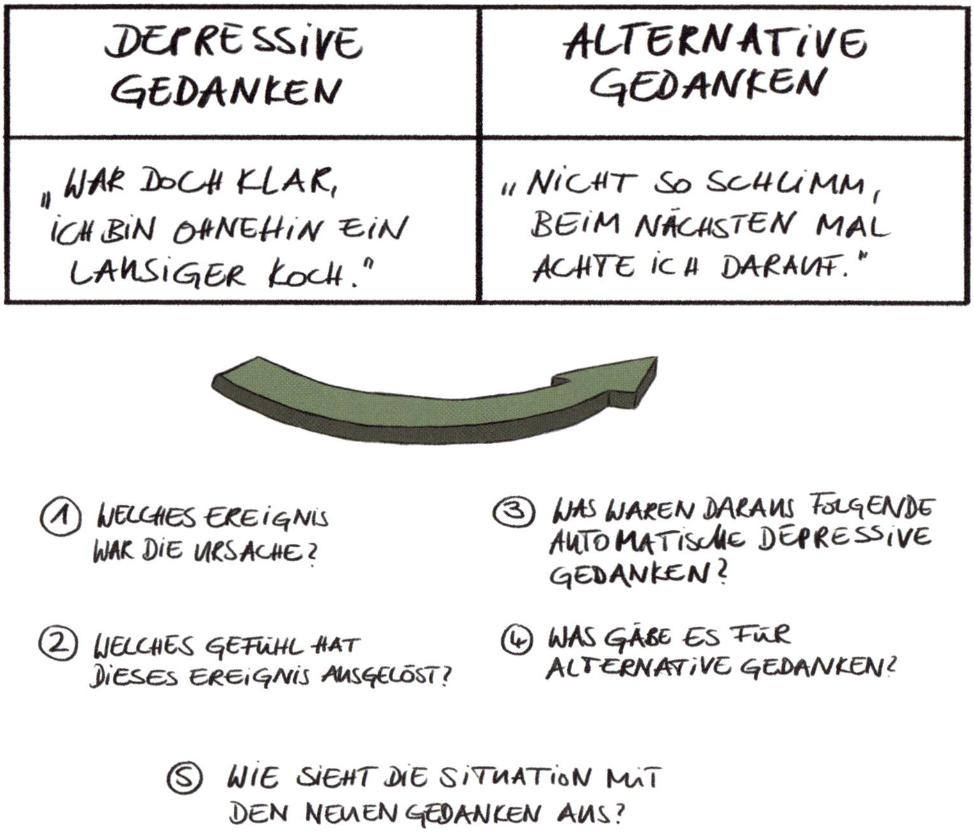

DEPRESSIVE GEDANKEN	ALTERNATIVE GEDANKEN
„WAR DOCH KLAR, ICH BIN OHNEHIN EIN LAUSIGER KOCH."	„NICHT SO SCHLIMM, BEIM NÄCHSTEN MAL ACHTE ICH DARAUF."

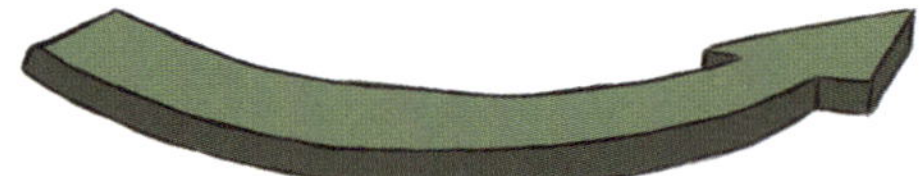

1. WELCHES EREIGNIS WAR DIE URSACHE?
2. WELCHES GEFÜHL HAT DIESES EREIGNIS AUSGELÖST?
3. WAS WAREN DARAUS FOLGENDE AUTOMATISCHE DEPRESSIVE GEDANKEN?
4. WAS GÄBE ES FÜR ALTERNATIVE GEDANKEN?
5. WIE SIEHT DIE SITUATION MIT DEN NEUEN GEDANKEN AUS?

Abb. 9 Von depressiven Gedanken zu alternativen Gedanken [L265]

Das Leben ist nicht schwarz oder weiß

Schwarz-Weiß-Denken: Depressiven Patienten geht häufig das Mittelmaß verloren. Es gibt nur noch gut oder schlecht. Das Gute erscheint dann unerreichbar. Ein typischer Gedanke lautet: „Ich mache alles falsch!". Gehen Sie noch einmal ein passendes Beispiel durch. Das auslösende Ereignis kann etwa eine gescheiterte Beziehung oder eine nicht bestandene Prüfung sein. Prüfen Sie im Anschluss das dadurch ausgelöste Gefühl und im nächsten Schritt die automatisch auftretenden depressiven Gedanken. Welche alternativen Gedanken gibt es? Solche alternativen Gedanken könnten zum Beispiel daraus bestehen, auf das zu schauen, was man bereits erreicht hat („Diese Prüfung habe ich vielleicht in den Sand gesetzt, aber davor habe ich schon einige Prüfungen bestanden"). Wie würde die Situation mit den neuen Gedanken aussehen? Wichtig ist hierbei, dass der alternative Gedanke auch realisierbar ist. Den depressiven Gedanken, völlig verarmt zu sein, dadurch zu ersetzen, dass man ohnehin nächste Woche in der Lotterie gewinnt, ist nicht zu empfehlen.

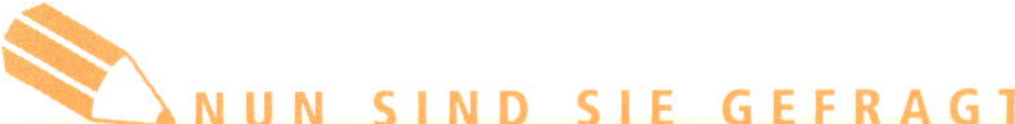

NUN SIND SIE GEFRAGT!

Nachfolgend finden Sie weitere negative Gedanken und wiederkehrende Verhaltensmuster. Arbeiten Sie statt der hier angegebenen Beispiele wenn möglich mit Situationen aus ihrem eigenen Leben. Vielleicht erkennen Sie sich aber auch in den genannten Beispielen wieder. Gehen Sie dann die oben beschriebenen Schritte 1. bis 5. durch. Fertigen Sie so für jeden Gedanken eine Tabelle wie im illustrierten Beispiel (➤ Abb. 9) an.

a. Katastrophisierende Gedanken: „Es gibt keine Hoffnung mehr für mich!"
b. Andauerndes Beziehen auf sich selbst: „Man kann mir ansehen, dass es mir nicht gut geht!"
c. Unstillbares Verantwortungsgefühl: „Wäre ich doch nur mehr für meinen Opa da gewesen, als es ihm so schlecht ging!"
d. Voreiliges Schlussfolgern: „Neulich hat mich mein Nachbar nicht gegrüßt, er mag mich nicht!"
e. Unrealistische Ansprüche: „Das Leben ist kein Zuckerschlecken, man muss mit allem allein fertig werden!"
f. Emotionen als Beweis: „Ich fühle mich als minderwertiger Mensch, folglich bin ich ein minderwertiger Mensch!"
g. Negative Erwartungen: „Hoffentlich packe ich das, so schlecht wie es mir gerade geht!"
h. Positives nicht zulassen: „Das war jetzt keine besondere Leistung, das kann doch jeder!"
i. Etikettenschwindel: „Die Welt ist ein schrecklicher Ort!"
j. Depressive Filterfunktion: „Als meine Schwester neulich sagte ich soll mich mal öfter bei ihr melden war doch vollkommen klar, dass ich ein schlechter Bruder bin!"
k. Dunkle Vergangenheit: „Ich war doch schon immer depressiv, seit der Schule auf jeden Fall!"
l. Über- und Untertreibung: „Die anderen machen alles immer perfekt, mir gelingt hingegen gar nichts!"

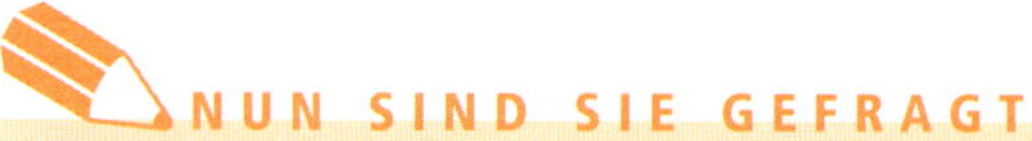

NUN SIND SIE GEFRAGT!

Fallen Ihnen weitere Beispiele ein? Ist es Ihnen schwer gefallen, alternative positive Gedanken zu finden?

Mögliche **Lösungsvorschläge** für die oben genannten Beispiele:

a. „Jede Depression ist behandelbar, auch meine!"
b. „Was interessieren mich Leute, die mich nicht so akzeptieren wie ich bin?"
c. „Man ist nicht für alles verantwortlich, ich habe alles mir Mögliche versucht."
d. „Wahrscheinlich hat er mich gar nicht wahrgenommen. Er hat so beschäftigt ausgesehen."
e. „Manchmal muss man auch Hilfe zulassen können. Man kann nicht alles alleine stemmen."
f. „Ich schaue auf meine positiven Seiten. Viele Menschen blocken Gefühle ab, weil sie sich nicht damit auseinandersetzen wollen, ich versuche es wenigstens."
g. „Und wenn schon, Übung macht den Meister!"
h. „Das war doch ganz gut, jemand anderes hätte es vielleicht nicht so gut gekonnt wie ich."
i. „Es gibt auch schöne Dinge auf der Welt und es liegt an uns diese überwiegen zu lassen."
j. „Eigentlich wollte sie mir damit nur sagen, dass ich ein toller Bruder bin und sie mich vermisst."
k. „Es gab so viele Jahre, in denen ich sehr fröhlich war, wahrscheinlich die meiste Zeit!"
l. „Nobody is perfect, ich habe Schwächen, aber auch viele Stärken! Das geht den anderen auch so!"

NUN SIND SIE GEFRAGT!

Beschäftigen Sie sich zum Abschluss noch einmal mit der von Ihnen erstellten Tabelle. Können Sie die positiven Alternativen so annehmen? Wiederholen Sie diese Übung einige Male.

KAPITEL

23 Spaltentechnik und Grübelstopp

Im vorangegangenen Kapitel haben wir uns bereits mit negativen Gedanken beschäftigt und versucht, diese durch positive zu ersetzen. In der Übung mag das recht leicht fallen, schwierig hingegen ist die Umsetzung im Alltag. Dabei hilft das Erkennen von automatisch auftretenden depressiven Gedanken.

Bleiben wir beim Beispiel des voreiligen Schlussfolgerns: Das ursächliche Ereignis ist die Tatsache, dass der Nachbar nicht grüßt. Durch die **automatischen Gedanken** führt dies direkt zum Gefühl des Abgelehntwerdens. Entscheidend ist hierbei der automatisch ablaufende Zwischenschritt. Warum fühlt man sich abgelehnt? Warum macht einen die Situation traurig? Man interpretiert eine neutrale Situation und gibt ihr eine Bedeutung, die nicht der Realität entspricht. Diese Interpretation wird mithilfe automatischer Gedanken vorgenommen. Der Nachbar grüßt nicht, das bedeutet ganz klar, dass er einen nicht mehr mag. Und erst im zweiten Schritt fühlt man sich abgelehnt.

Die Situation kritisch hinterfragen

Solche automatisch auftretenden depressiven Gedanken kann man durch genaues **Analysieren** der jeweiligen Situation identifizieren. Dieses Kapitel befasst sich mit einigen der einfacher anwendbaren Techniken. Zuerst stellt sich die alles entscheidende Frage: Habe ich überhaupt Recht mit meiner Vermutung? Gibt es gar keine andere Lösung als die Tatsache, dass mich der Nachbar nicht mag? Würde eine andere Person dasselbe sagen wie ich? Was wäre, wenn man den Nachbar fragen würde? Wie wahrscheinlich ist die Tatsache, dass er nicht gegrüßt hat, weil er mich nicht leiden kann? So nähert man sich in kleinen Schritten der Tatsache, dass der Nachbar mit einiger Sicherheit nicht gegrüßt hat, weil er einen gar nicht wahrgenommen hat.

Den Zwischenschritt der automatischen Gedanken überspringen depressive Patienten gerne. Ein nachvollziehbares, allzu menschliches Phänomen und von der Natur durchaus beabsichtigt. Wir sollen schließlich schnell zu Entscheidungen kommen und nicht stundenlang darüber nachdenken, was zu tun ist. Mit dem Unterschied, dass einen die falsche Bewertung der Situation nur noch depressiver macht. Im ersten Schritt müssen also automatisch auftauchende depressive Gedanken erfasst und im nächsten Schritt bewertet werden. Dabei empfiehlt es sich, depressive Gedanken und die alternativen Gedanken zu vergleichen.

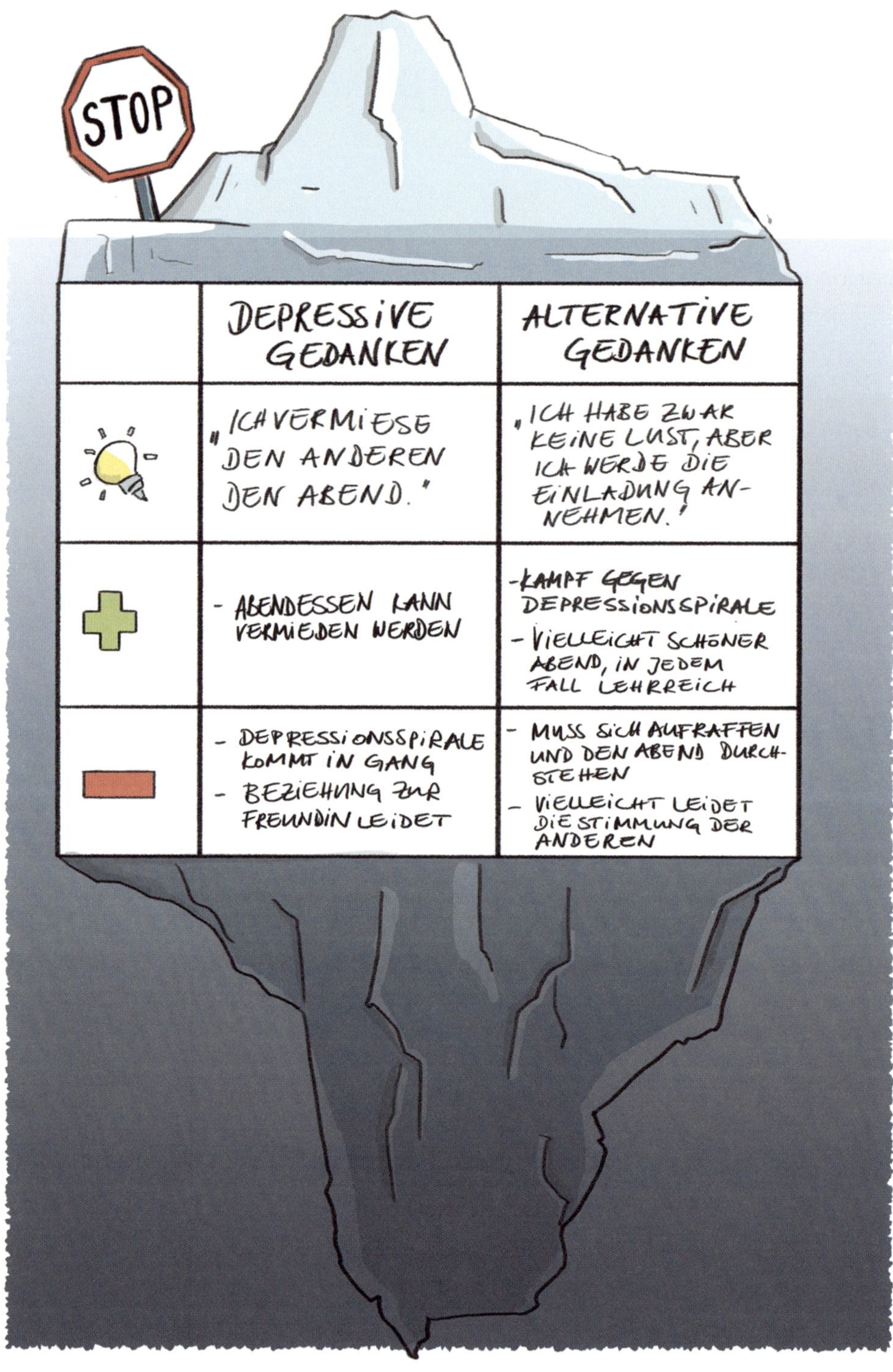

Abb. 10 Mithilfe der Spaltentechnik zu alternativen Gedanken [L265]

NUN SIND SIE GEFRAGT!

Fertigen Sie jetzt eine Tabelle wie im illustrierten Beispiel an (➤ Abb. 10). Sie benötigen dazu vier Felder. Die erste Spalte wird mit „depressive Gedanken", die zweite Spalte mit „alternative Gedanken" überschrieben. Neben die erste Zeile kommt ein großes Plus, das für Vorteile steht, in die zweite Zeile bekommt ein großes Minus, das für Nachteile steht.

Eine Tabelle für Vor- und Nachteile

Eine solche **Pro- und Kontra-Liste** haben Sie vielleicht schon einmal als Entscheidungshilfe erstellt. Sie hilft nicht in allen Lebenssituationen, ist aber ungemein nützlich beim Bewerten depressiver Gedanken. Ein Beispiel: Die Patientin wird von einer Freundin zu einem Abendessen mit Freunden eingeladen. Das ist ihr aktuell jedoch zu viel, am liebsten würde sie sich einfach nur im Bett verkriechen. Der automatisch ablaufende depressive Gedanke könnte sein, dass die Patientin ihre schlechte Laune niemandem zumuten will und Sorge hat, die Party zu ruinieren. Hier wird also das fehlerhafte Verhaltensmuster des Beziehens auf sich selbst abgerufen. Der Gedanke: „Ich vermiese den anderen den Abend" ist also ein depressiver Gedanke.

Worin liegt der Vorteil dieses Gedankens? Letztlich doch darin, dass die Patientin das Abendessen vermeiden und im Bett bleiben kann. Wenn sie zu Hause bleibt und absagt, kann also gar nichts schiefgehen. Das ist ein zunächst durchaus berechtigter Vorteil und quasi der Motor der automatischen Gedanken. Was ist der Nachteil eines solchen Gedankens? Durch die Vermeidung des Abendessens zieht sich die Patientin noch weiter zurück, die Depressionsspirale kommt in Gang. Vermutlich leidet sogar die Beziehung zur Freundin, die sich Mühe mit dem Essen gegeben hat.

Die erste Spalte ist damit ausgefüllt, widmen wir uns der zweiten Spalte, der mit dem alternativen Gedanken. Dieser könnte in dem Beispiel lauten: „Ich habe zwar keine Lust, aber ich werde die Einladung annehmen." Schauen wir uns diesmal zuerst die Nachteile an. Zunächst ist diese Entscheidung mit einem gewissen Aufwand verbunden. Die Patientin muss sich aufraffen, für das Abendessen anziehen, zur Freundin fahren und den Abend schlimmstenfalls durchstehen. Vielleicht ist sie wirklich dermaßen schlecht gelaunt, dass die Stimmung beim Abendessen ihretwegen leidet. Nun zu den Vorteilen: Zuerst ist festzuhalten, dass sich die Patientin wirklich etwas traut, sie bekämpft die Depressionsspirale und geht unter Menschen. In jedem Fall kann sie etwas aus der Situation lernen. Vielleicht hat sie ja einen schönen Abend und kann sich das Essen schmecken lassen.

Die Tabelle ist nun ausgefüllt und bietet ein realistisches Bild. Wägt man nun die Vor- und Nachteile ab, kann man eine Entscheidung treffen. Interessant hierbei: Auch die depressiven Gedanken haben Vorteile, das macht es letztlich auch so schwer, sie zu überwinden. Es gilt, die einzelnen Vor- und Nachteile auch auf ihre Wahrscheinlichkeit zu prüfen. Ist der Vorteil, dass ich im Bett liegen kann, wirklich ein Vorteil? Wie wahrscheinlich ist es, dass ich beim Abendessen keine Freude empfinden kann?

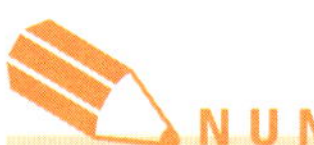

NUN SIND SIE GEFRAGT!

Fertigen Sie eine solche Tabelle zum Verändern depressiver Gedanken anhand eines persönlichen Beispiels an. Für welchen Lösungsweg würden Sie sich letztlich entscheiden?

Automatische Gedanken werden in der Verhaltenstherapie oft als Spitze des Eisbergs bezeichnet. So wie sich die Hauptmasse eines Eisbergs, von außen nicht sichtbar, unter Wasser befindet, so liegt auch die depressiv gefärbte Grundüberzeugung verborgen. Aus dem Wasser heraus ragen nur die automatischen Gedanken. Erkennt man diese, weiß man aber zumindest, dass sich darunter ein Eisberg befindet und kann diesen Schritt für Schritt zum Schmelzen bringen. In unserem Beispiel von eben wäre die depressiv gefärbte Grundüberzeugung der Patientin zum Beispiel: „Ich sollte lieber für mich sein."

NUN SIND SIE GEFRAGT!

Versuchen Sie Ihren Eisberg zu zeichnen. Als Vorlage kann der Eisberg aus der Illustration dienen (➤ Abb. 10). Verwenden Sie die bereits herausgefundenen automatischen Gedanken für die Spitze des Eisbergs. Können Sie auch den unter Wasser liegenden Teil mit den depressiv gefärbten Grundüberzeugungen zeichnen?

Um die Spaltentechnik richtig anwenden und damit den Eisberg abtragen zu können, braucht es häufig eine weitere vorbereitende Technik: den **Grübelstopp.**

Grübeln, das bedeutet einen Gedanken hin und her zu wälzen. Das Problem dabei: Man kommt zu keiner Entscheidung. Die Patientin aus dem Beispiel würde also die ganze Zeit grübeln, ob sie zu dem Abendessen gehen soll oder nicht. Sie grübelt und grübelt, vergrübelt schließlich das Abendessen und grübelt auch noch die ganze Nacht, ob die Entscheidung richtig war, dabei hat sie noch nicht einmal eine treffen können vor lauter Grübelei. Es kann schwer sein, sich zusammenzureißen und die Fragestellung zum Beispiel mithilfe der vorgestellten Spaltentechnik zu entscheiden.

Schaffen Sie sich ein gedankliches Stoppschild

Hilfe schafft der Grübelstopp. Wann immer Sie sich selbst beim Grübeln ertappen, sagen Sie zu sich selbst laut „Stopp!", stellen Sie sich bildlich ein Stoppschild vor, formulieren Sie einen längeren Satz („Ich drehe mich mal wieder im Kreis, das bringt doch nichts!") oder machen Sie es ganz abstrakt und denken Sie an etwas Unmögliches, zum Beispiel an einen Dinosaurier, der Klavier spielt. Hauptsache, Sie schaffen sich selbst ein Signal zum Stoppen. Im zweiten Schritt rufen Sie sich ein angenehmes Bild (etwa von Ihrem Lieblingsort, dem letzten Urlaub oder Ihre Kinder) ins Gedächtnis oder sagen Sie sich selbst ein paar vorher überlegte aufmunternde Worte wie „Ich schaffe das schon!"

Als Nächstes versuchen sie ihr aktuelles Problem zu erfassen und depressive Gedanken herauszuarbeiten. Überlegen Sie sich alternative Gedanken und vergleichen beide anhand der oben dargestellten **Spaltentechnik.** Dieses Rezept gegen Grübeln macht sie handlungsfähiger und kann depressive Gedanken durchbrechen. Sie sollten es regelmäßig üben.

Zusammenfassend nochmal die einzelnen Schritte, um vom Grübeln zur Problemlösung zu kommen:

1. Grübeln bemerken
2. Grübelstopp
3. Angenehmes Gefühl schaffen
4. Ursache des Problems erkennen
5. Dadurch ausgelöstes Gefühl wahrnehmen
6. Depressive Gedanken erkennen
7. Alternative Gedanken formulieren
8. Situation neu bewerten, eventuell mithilfe der Spaltentechnik

Es wird Ihnen nicht sofort gelingen die Techniken für alle Probleme anzuwenden. Vielleicht entscheiden Sie sich zunächst auch für die vermeintlich einfachere, aber depressionsfördernde Lösung. Wichtig ist, gerade am Anfang, dass sie überhaupt aktiv werden und sich nicht den depressiven Gedanken überlassen.

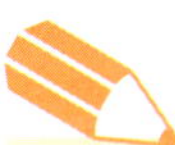

NUN SIND SIE GEFRAGT!

Versuchen Sie das Modell im Alltag anzuwenden. Schreiben Sie sich dazu die vorgestellten acht Schritte auf eine Karteikarte und tragen Sie diese solange bei sich, bis Sie den Ablauf auswendig können. Und nun heißt es üben, üben und nochmals üben. Erlerntes Fehlverhalten kann man nur durch häufiges Wiederholen des richtigen Verhaltens wieder verlernen.

KAPITEL

24 Soziale Kompetenz erlernen

Soziale Kompetenz zu erlernen, mag zunächst ein wenig hart klingen. Schließlich sind wir Menschen hoch soziale Wesen und lernen derartiges Verhalten bereits, seitdem wir auf der Welt sind. Die vorangehenden Kapitel machen jedoch deutlich: Eine Depression bewirkt eine Veränderung des Denkens, Fühlens und Handelns und hat folglich auch Auswirkungen auf die Interaktion mit anderen Menschen. Viele depressive Patienten ziehen sich sogar ganz aus dem sozialen Leben zurück, lassen Freundschaften auslaufen und brechen den Kontakt zu Verwandten ab. Daher gehört die Verbesserung der sozialen Fähigkeiten zu einer erfolgversprechenden Verhaltenstherapie untrennbar dazu.

Im Rahmen von Gruppentherapien, wie sie zum Beispiel in vielen Tageskliniken durchgeführt werden, lässt sich das Phänomen ganz gut beobachten. Viele Patienten kommen zunächst ängstlich und zurückgezogen in die Gruppe. Im Verlauf können Sie sich den anderen gegenüber öffnen und es entstehen manchmal neue Freundschaften. Im Rahmen einer **sozialen Interaktion** kann der Fokus nicht mehr nur auf dem Patienten selbst liegen. Auch das Gegenüber hat gewisse soziale Vorstellungen und Erwartungen an den Patienten. Durch die negative Sicht der eigenen Person und der Umwelt entsteht beim Gegenüber oft der Eindruck von Verbitterung.

Kompetenzen in der Gruppe trainieren

Im Rahmen eines **sozialen Kompetenztrainings** üben Patienten positiv zu agieren, entweder bezogen auf die eigene Person („Ich habe am Wochenende etwas sehr Schönes erlebt") oder auf das Gegenüber („Ich mag deine neue Frisur"). Mit einem miesepetrigen, in der Ecke schmollenden Menschen lässt sich schwer ein Gespräch beginnen. Häufig wird bei diesen Therapieverfahren ein unparteiischer Dritter als Schiedsrichter benannt. Dieser soll das Rollenspiel von außen beschreiben und berichten, wie die Situation auf ihn gewirkt hat. Eventuell kann auch der Einsatz einer Videokamera und das anschließende gemeinsame Anschauen sinnvoll sein. Dabei wird nicht nur auf das Gesagte geachtet, auch nonverbale Verhaltensweisen wie Augenkontakt, Körperhaltung und Mimik werden beobachtet.

Auf der Inhaltsebene wird zum Beispiel geschaut, ob der Patient Wünsche und Bedürfnisse äußern kann und ob er in der Lage ist, seinem Gegenüber zuzuhören. Im Rollenspiel werden verschiedene Situationen geübt, die anschließend in Form einer Hausaufgabe auch außerhalb der Therapie vom Patienten wiederholt werden sollen.

Zuhören und ins Gespräch kommen

Im Verlauf können dann spezielle **interaktionelle Schwierigkeiten,** zum Beispiel mit dem Partner, betrachtet werden. Häufig müssen Patienten zunächst wieder lernen ihrem Partner zuzuhören und durch Erfragen etwaige Probleme zu erfassen. Es empfiehlt sich, das Gesagte dann möglichst wertfrei zu wiederholen und sowohl eigene als auch die Gefühle des Gegenübers zu benennen: „Ich glaube es macht dich wütend, dass ich wegen meiner Depression nicht mehr so viel Lust habe, mit dir ins Schwimmbad zu gehen. Ich fühle mich dabei unverstanden." Zur Lösung des Problems empfiehlt es sich, nicht gleich mit der Tür ins Haus zu fallen und auch die Bemühungen des Partners anzuerkennen, ehe das Kernproblem benannt wird. „Ich bemerke, dass du dir Mühe gibst mir zu helfen, aber ich schaffe es im Moment einfach nicht, ins Schwimmbad zu gehen, dazu habe ich zu wenig Kraft." Anschließend kann häufig ein gemeinsamer Kompromiss herausgearbeitet werden. „In Ordnung, in den Park, das könnte ich mir vorstellen." Dabei gilt es, mögliche Eskalationen zu vermeiden und wenn nötig das Gespräch unter ruhigen Bedingungen zu einem anderen Zeitpunkt fortzusetzen.

Im Rahmen von sozialen Kompetenztrainings werden solche Gespräche in **Rollenspielen** geübt. Der Patient schlüpft dabei auch in die Rolle des Partners, um dessen Standpunkt verstehen zu können („Den ganzen Tag liegst du depressiv im Bett, ich habe es so satt!"). In bestimmten Fällen kann auch ein therapeutisches Gespräch zu dritt oder eine Paartherapie sinnvoll sein. Vielleicht liegt das Kernproblem ja auch gar nicht bei einem selbst und der Partner benötigt ebenfalls Hilfe? Wie auch immer, die gute Nachricht zum Schluss lautet, dass man soziale Kompetenz lernen kann. Zwischenmenschliche Interaktionen sind ein wichtiger Baustein in der Therapie von Depressionen und es lohnt sich, sie zu berücksichtigen.

NUN SIND SIE GEFRAGT!

Versuchen Sie anhand dieses Kapitels Verhaltensregeln für partnerschaftliche Kommunikation herauszuarbeiten. Kommen Sie auch auf insgesamt acht Regeln?
Zur Hilfestellung nachfolgend zunächst die Anfangsbuchstaben der Techniken: Z......, E......, W......, G...... (beidseitig), A......, K...... benennen, K...... erarbeiten, E...... vermeiden.
Haben Sie alle Regeln herausarbeiten können?
Falls nicht, hier die Auflösung. Versuchen Sie die entsprechenden Regeln umzusetzen: Zuhören, Erfragen, Wiederholen, Gefühle (beidseitig), Anerkennen, Kernproblem benennen, Kompromiss erarbeiten, Eskalation vermeiden.

KAPITEL

25 Stress bewältigen

Das Thema Stress ist in aller Munde. Sich ausgebrannt fühlen, unter einem sogenannten Burnout leiden, das ist fast schon eine Mode geworden. Burnout als Diagnose lässt sich auch in Deutschland im Codiersystem beschreiben, ist aber zu unspezifisch und wird deswegen höchstens als Zusatzdiagnose vergeben. Vielmehr gilt es zu prüfen, ob die Kriterien einer Depression erfüllt sind.

Was verursacht Stress?

Doch was verursacht eigentlich Stress? Häufig ist es Zeit- und Termindruck auf der Arbeit, die Menge an Arbeit oder fehlende Anerkennung. Aber auch der Weg zur Arbeit kann Stress bereiten: Die überfüllte U-Bahn, das tägliche im Stau stehen auf der Autobahn. In der Familie finden sich **Stressfaktoren** im Bereich der Kinderversorgung, der Pflege von Angehörigen oder finanzielle Sorgen. Das Problem beim Stress ist, dass wir diesen zwar wahrnehmen, meist aber völlig falsch damit umgehen – und ihn dadurch zusätzlich verstärken. Wir missachten unsere eigenen Grenzen und wollen am liebsten alles selbst machen, um den Stress vermeintlich zu reduzieren. Manch einer nutzt den Stress vielleicht auch um sich abzulenken, fühlt sich sonst leer und einsam.

Stress hat ursprünglich eine sinnvolle Funktion – er sichert unser Überleben. In den frühen Tagen der Menschheit war es durchaus sinnvoll, dass ein plötzlich auftauchendes Mammut den völlig überraschten Höhlenmenschen in Stress versetzte, er stand ja auch kurz davor angegriffen zu werden. Aus der Nebenniere werden Stresshormone ausgeschüttet und der Körper stellt sich auf die zwei möglichen Reaktionen Kampf oder Flucht ein. Nur, so ein Mammut kam damals vielleicht einmal in der Woche vorbei. Der Höhlenmensch stand aber nicht täglich auf dem Weg zur Arbeit im Stau, rackerte dann wie blöde mit Überstunden für seinen ewig nörgelnden Chef und kümmerte sich nach Feierabend noch um die demente Mutter (➤ Abb. 11).

Stress kann chronisch werden

Das Problem liegt also in chronischem Stress. Der Körper ist ständig in **Alarmbereitschaft** („Das Mammut könnte ja gleich angreifen“) und kann sich gar nicht mehr entspannen. Das führt auf Dauer zu einem geschwächten Immunsystem. Bluthochdruck, Herzinfarkt, Schlaganfall, Rückenschmerzen, Impotenz, Entzündung der Magenschleimhaut, saures Aufstoßen, die Liste ließe sich fast endlos fortsetzen. All diese Erkrankungen sind stressinduziert. Höchste Zeit also, den Stress zu reduzieren. Im Wesentlichen kann man dazu an drei verschiedenen Punkten ansetzen. Erstens kann man den Stress verringern, was leider nicht immer möglich ist. Zweitens kann man stressverstärkende Gedanken und Verhaltensweisen reduzieren, den Stress also anders bewerten, und drittens ist eine ausreichende Stresserholung möglich.

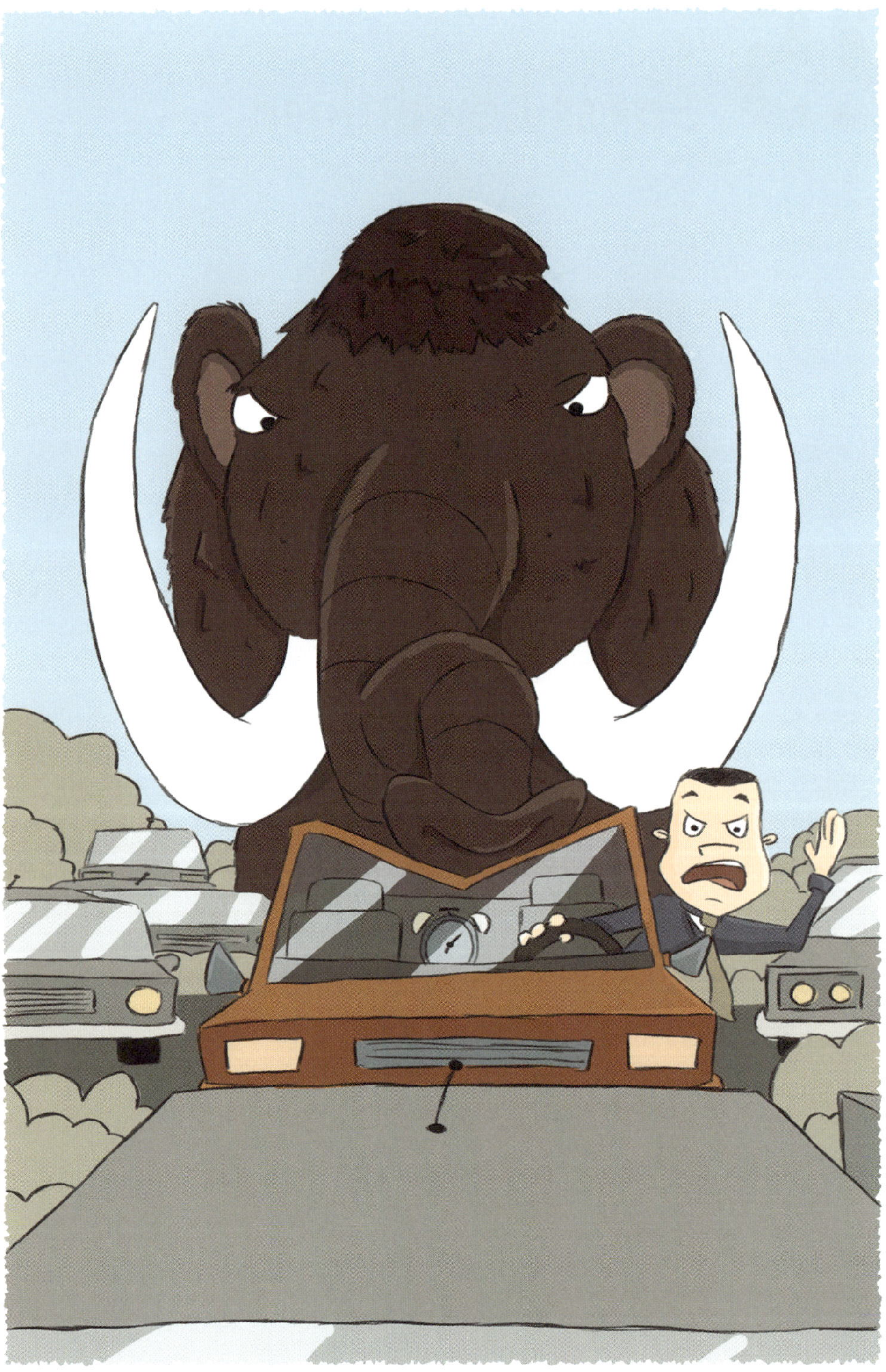

Abb. 11 Stress früher und heute [L265]

Stressverringerung

Stressoren identifizieren und beseitigen

Simpel aber wahr: Stress, der gar nicht erst entsteht, kann einen auch nicht stressen. Es empfiehlt sich, eine Liste der Dinge im Leben, die einem Stress bereiten, zu erstellen. Im zweiten Schritt kann man sich Lösungen zur Verringerung von Stress überlegen. Stresst es jemanden zum Beispiel ungemein, dass er morgens immer den Bus verpasst und ins Büro hetzen muss, dann sollte er den Stress dadurch verringern, dass er 10 Minuten eher aufsteht. Das mag auf den ersten Blick zwar etwas weniger Schlaf bedeuten, es sorgt jedoch für einen stressfreien Arbeitsbeginn.

Auf der Arbeit kann man sich organisatorischen Dingen widmen, die vielleicht Stress produzieren. Vielleicht lassen sich bestimmte Arbeitsaufgaben besser verteilen oder delegieren. Manche Aufgaben, nicht nur beruflicher Natur, lassen sich mit anderen zusammen sehr viel einfacher lösen. Wenn es mich stresst, die pflegebedürftige Mutter jeden Abend zu versorgen, ist es vielleicht an der Zeit, Entlastung durch einen Pflegedienst zu schaffen.

Sicher wird sich nicht jeder Stressor verringern lassen, manche Dinge sind leider nicht zu ändern und müssen im zweiten Schritt angegangen werden.

NUN SIND SIE GEFRAGT!

Sehen Sie sich die Liste Ihrer stressverursachenden Faktoren an. Finden Sie Möglichkeiten Stress zu reduzieren, bevor er entstehen kann?

Stressbewertung

Erkennen Sie Ihre Grenzen

Welche Ansprüche hat jemand an sich selbst? Wo sind Grenzen erreicht? Muss man wirklich diese und jene Arbeit extra annehmen? Will man sich auf der Arbeit damit gut darstellen? Ist es den zusätzlichen Stress wert? Warum habe ich den Anspruch jeden Tag nach meiner Mutter zu sehen? Würde sie nicht verstehen, dass ich damit über meine Belastungsgrenze gehe? Was ist mir wirklich wichtig, was ist das Wesentliche in meinem Leben? Muss ich wirklich immer alles perfekt machen? Kann nicht auch mal etwas nicht klappen und ich bin dennoch stolz auf meine Leistungen? Kann ich meinen Ärger über etwas einfach vorbeiziehen lassen? Gibt es nicht auch Dinge, die ich einfach nicht ändern kann, egal wie sehr ich es versuche?

Diese Fragen führen zwangsläufig dazu, die eigenen Ansprüche zu überdenken. Gerade im Beruf ist ein **Akzeptieren der Gegebenheiten** ein wichtiger Schritt, um stressfrei arbeiten zu können. Häufig geben Patienten alles Menschenmögliche im Beruf und können ihre Arbeit dennoch nicht in einer für sie befriedigenden Weise erledigen. Der erste Gedanke ist dann leider häufig, noch mehr und noch effizienter arbeiten zu müssen, um die Anforderungen zu schaffen. Tritt man jedoch aus der Situation heraus, wird deutlich, dass niemand in der Lage ist, diesen Arbeitsanforderungen nachzukommen. Das Problem liegt also gar nicht bei dem Betroffenen selbst.

Wichtig hierbei: Man ist nicht für die Fehler anderer verantwortlich. Wenn der Chef entscheidet, dass die gleiche Arbeit mit weniger Leuten zu schaffen sein soll, dann muss er Einbußen in der Arbeitsqualität hinnehmen. Mit solchen Überzeugungen wird es Ihnen gelingen, langfristig Stress anders aufzufassen. Er wird weiterhin entstehen, aber Sie lassen ihn nicht mehr allzu nah an sich heran.

NUN SIND SIE GEFRAGT!

Finden Sie in Ihrem Alltag falsche Stressbewertungen? Gehen Sie nochmals die im Text angegebenen Fragen durch und schauen Sie dabei auf Ihre Art mit Stress umzugehen. Was ließe sich ändern?

Stresserholung

Wenn man Stress hat und diesen auch nicht durch eine Neubewertung verringern kann, sollte man mit dem verbleibenden Stress sorgsam umgehen. Viele der Maßnahmen decken sich mit der Vorbeugung einer Depression, was abermals zeigt, wie eng verzahnt Stress und Depression sind. Regelmäßige sportliche Aktivität, ausgewogene Ernährung, ausreichender Schlaf, das alles hilft Stress abzubauen. Soweit, so bekannt. Ein soziales Umfeld hilft beim Stressabbau. Mit Freunden etwas unternehmen, mit dem Partner ins Kino gehen. Einen Kurzurlaub machen, es gibt viele Möglichkeiten, sich zu entspannen. Wichtig zur Erholung sind auch sogenannte Entspannungsverfahren wie PMR und autogenes Training, die im folgenden Kapitel vorgestellt werden. Zudem kann man mithilfe von Achtsamkeitsübungen (➤ Kap. 27) lernen, auch die kleinen Dinge des Alltags zu genießen.

NUN SIND SIE GEFRAGT!

- Mit welchen Aktivitäten bauen Sie Stress ab?
- Was entspannt Sie am meisten?
- Wo sehen Sie Optimierungsbedarf?

KAPITEL

26 PMR und autogenes Training

PMR steht für **progressive Muskelrelaxation.** Bei diesem Verfahren wird durch bewusste An- und Entspannung bestimmter Muskelgruppen ein Zustand tiefer Entspannung des gesamten Körpers und des Geistes erreicht.

Vorgehen bei der progressiven Muskelrelaxation

Dazu richtet man zunächst seine Aufmerksamkeit auf einen bestimmten Muskel. Dieser Muskel wird für etwa 5–10 Sekunden angespannt, man atmet normal weiter und löst dann die Anspannung mit dem Ausatmen. Diverse Audio-CDs mit entsprechenden Übungen sind im Handel erhältlich, an dieser Stelle soll lediglich das Grundprinzip an einigen Beispielen verdeutlicht werden. PMR sollte man am besten täglich für mindestens 20 Minuten üben, in denen Sie absolute Ruhe brauchen. Man kann die Übungen im Sitzen oder im Liegen durchführen, entscheidend ist, dass Sie sich wohlfühlen. Die meisten Menschen schließen dabei die Augen, um sich besser konzentrieren zu können.

Am Beispiel der Hände konzentriert man sich dann zunächst auf diese. Machen Sie sich deshalb klar, dass Ihre Hände wichtig für Sie sind und welchen Stellenwert sie haben. Wofür brauchen Sie täglich Ihre Hände? Gehen Sie in Gedanken die einzelnen Finger der Reihe nach durch. Ballen Sie anschließend beide Hände für 5–10 Sekunden zur Faust und atmen normal weiter. Atmen Sie dann aus und lösen Sie die Anspannung in den Händen. Spüren Sie die Veränderung in den Händen?

Die Übung wird wiederholt, bevor man zur nächsten Muskelgruppe übergeht. Es kann am Anfang ungeheuer schwer sein, sich 20 Minuten nur mit sich selbst zu beschäftigen. Das Verfahren eignet sich nicht für jeden, kann jedoch eine deutliche Entspannung bewirken. Ohne Anleitung ist PMR schwer durchzuführen, aber wenn Sie noch keine CD besitzen, kann vielleicht der Partner oder eine Bekannte einspringen und mit Ihnen die Übung am Ende dieses Kapitels durchführen. Auch ein entsprechender Kurs kann hilfreich sein.

Reise durch den Körper

Ein weiteres Entspannungsverfahren stellt das **autogene Training** dar. Es soll Entspannung aus dem Inneren heraus bewirken. Auch dieses Verfahren ist am besten mit einer entsprechenden Audio-CD durchführbar. Man nimmt dazu eine bequeme Haltung ein und beginnt, die Aufmerksamkeit auf den eigenen Körper zu lenken.

Die Übungen beinhalten meist bewusste Atemübungen und arbeiten vor allem mit dem Gefühl von Schwere und Wärme. So folgt zum Beispiel auf eine einleitende Entspannungsphase („Meine Arme liegen ganz ruhig da“) eine Überleitung zur Schwere. Durch das wiederholte Hören der Anweisung „Meine Arme sind ganz schwer“ entsteht in den Armen tatsächlich ein Gefühl der Schwere. So reist man auch hier mit einigen Wiederholungen durch den gesamten Körper und nimmt diesen bewusst wahr. Im Unterschied zur PMR findet jedoch keine Muskelbewegung statt.

Einigen männlichen Patienten fällt PMR übrigens leichter, weil man dort etwas tun kann. Es dauert meist länger, sich in das autogene Training hineinzufinden. Welcher Typ sind Sie oder eignen sich sogar beide Verfahren? Finden Sie es heraus!

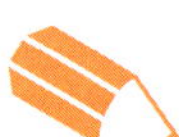

NUN SIND SIE GEFRAGT!

Gehen Sie nach dem oben beschriebenen Prinzip die einzelnen Muskelgruppen durch. Beachten Sie die Reihenfolge: Auf ein Körperteil konzentrieren, anspannen, lösen, fühlen, Wiederholung. Gehen Sie so nacheinander folgende Muskelgruppen durch: Faustschluss, Ellenbogen beugen, Fußzehen nach oben spreizen, Unterschenkel Richtung Gesäß ziehen, Augenbrauen nach oben ziehen, Augen zukneifen, Zähne aufeinanderbeißen, Kopf auf die Brust legen. Mit diesen Übungen sollten Sie bei richtiger Anwendung etwa 15 Minuten beschäftigt sein. Erstellen Sie am besten einen Entspannungs-Stundenplan mit möglichst täglichen Übungen.

KAPITEL

27 Achtsamkeit

Achtsamkeit bedeutet, den Körper oder die Umwelt mit einem anderen Bewusstsein wahrzunehmen. Die Übungen wurden aus verschiedenen Meditationsformen abgeleitet und entstammen zum großen Teil dem Buddhismus. Auch hier empfiehlt sich der Kauf weiterführender Literatur und Audio-CDs.

Eine klassische Übung für Einsteiger ist das „Achtsame Sitzen". Dabei sitzt man bequem auf einem Stuhl, schließt die Augen und wandert mithilfe der Anleitung auf der CD durch den eigenen Körper. Es wird zum Beispiel auf die Kontaktflächen des Körpers mit dem Stuhl oder dem Boden geachtet und die Aufmerksamkeit gezielt auf solche im Alltag nicht wahrgenommenen Punkte gerichtet. Man kann übrigens auch achtsam spazieren gehen oder duschen, es gibt unzählige Möglichkeiten.

Bewusster wahrnehmen

Die Achtsamkeitsübungen dienen dazu genauer hinzuschauen. Eine gern verwendete Übung ist die Rosinen-Übung. Dabei gibt man dem Patienten eine Rosine und bittet ihn, diese genau wahrzunehmen. Er soll sie zwischen den Fingern drehen und genau erfühlen, sich das Aussehen sehr gut einprägen. Sie zwischen den Fingern am Ohr reiben und auf die verursachten Geräusche achten. Er soll an der Rosine riechen. Die Übung kann einige Minuten dauern und man wundert sich häufig, dass man nach 5 Minuten noch neue Aspekte an der Rosine wahrnehmen kann. Ihre Oberflächenstruktur ähnelt etwa einem Fingerabdruck, sie ist absolut einzigartig. Zum Schluss bittet man den Patienten, die Rosine bewusst zu kauen und auf den Geschmack zu achten, mit dem Herunterschlucken ist die Übung beendet. Klingt auf Anhieb vielleicht komisch, ist aber eine wirklich tolle Achtsamkeitsübung.

Achtsamkeit reduziert Stress

Achtsamkeit tut im Alltag ungemein gut und ist ein wichtiger **Stressreduzierer.** Durch das bewusste Wahrnehmen von Vorgängen, die sonst keine Beachtung finden, kann tiefe Entspannung erreicht werden, zum Beispiel indem man sich einfach mal auf eine Parkbank setzt und sich nur auf die zwitschernden Vögel konzentriert. Auf die Sonnenstrahlen im Gesicht. Auf das Rauschen der Blätter im Wind (➤ Abb. 12). Es gibt so viele schöne Dinge, die wir im Alltag gar nicht wahrnehmen können, den Kopf voller Termine und vom Stress verfolgt. Ein paar Minuten am Tag reichen aus, um eine Veränderung zu bewirken – Sie werden es merken.

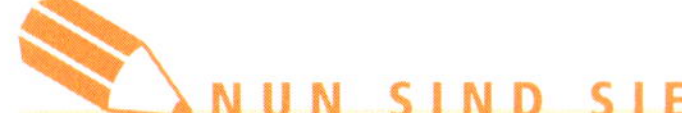

Sie haben die Wahl: Welche der hier vorgestellten Achtsamkeitsübungen möchten Sie durchführen? Haben Sie eine Rosine zur Hand? Sind Vögel und eine Parkbank in der Nähe oder ist ein Stuhl zum achtsamen Sitzen in Reichweite?

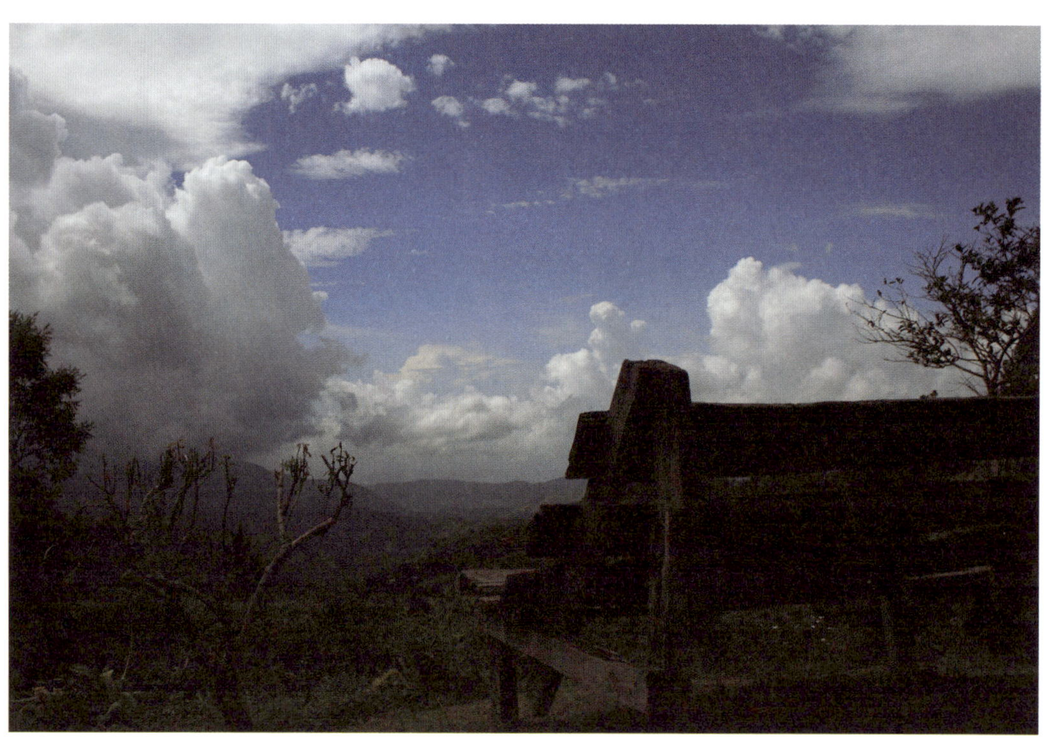

Abb. 12 Einladung zur Achtsamkeit [M936]

KAPITEL

28 Zurück in den Alltag

Wie geht man nun mit der Zeit nach einer depressiven Episode um? Zunächst kann man sich hoffentlich an der positiven Stimmung erfreuen. Die ambulante Behandlung ist durch Aufnahme einer Psychotherapie und den Kontakt zu einem Psychiater gesichert. Welche Möglichkeiten gibt es, um wieder zurück in den Alltag zu kommen?

Zunächst empfehle ich Patienten, sich schrittweise wieder an den Alltag zu gewöhnen. Im Rahmen der stationären Behandlungen erfolgt das bereits während der Zeit im Krankenhaus durch Tagesausgänge oder Probeübernachtungen. Das gibt den Patienten auch die Gelegenheit, liegen gebliebene Dinge zu erledigen und nicht beim Heimkommen von einem Stapel Briefe gleich wieder überfordert zu werden. Viele Patienten fühlen sich nach Entlassung noch nicht ausreichend stabil, um gleich wieder arbeiten zu gehen, und lassen sich zunächst für einige Zeit krankschreiben. Manch einer möchte sofort wieder zurück in den Beruf, weil er ihm viel Stabilität gegeben hat. Es gibt hier kein pauschales Vorgehen, sodass ich jedem Patient empfehle, auf sich selbst zu achten.

Es ist nicht sinnvoll, aus der Klinik zu kommen und sofort wieder mit einem Überforderungsgefühl voll in den Beruf zu starten. Sprechen Sie mit Ihrem Arbeitgeber. Erklären Sie die Situation und versuchen Sie gemeinsam Lösungen zu finden. Ihr Chef wünscht sich gesunde Mitarbeiter, wenn Sie gleich wieder in die Klinik müssen, hat niemand etwas davon. Ich führe manchmal auf Wunsch der Patienten Gespräche mit dem Arbeitgeber, um eine geeignete Lösung zu finden. Ein Modell kann zum Beispiel der schrittweise Wiedereinstieg sein. Hierbei arbeitet der Patient zunächst nur einige Stunden, um dann nach und nach die Arbeitszeit auszuweiten. Achten Sie auf sich! Verfallen Sie nicht wieder in alte Muster! Eventuell kann auch eine Rehabilitationsmaßnahme, in der Sie sich noch weiter stabilisieren, sinnvoll sein. Sprechen Sie mit Ihrem Arzt darüber. Zur Entlastung im Haushalt und bei der Kinderbetreuung gibt es ebenfalls Unterstützung.

Gestalten Sie Ihren Alltag

Es ist wichtig, sich klar zu machen, dass auch die Rückkehr in den Alltag eine kleine Herausforderung darstellt. Das gewohnte Umfeld ist natürlich ein wichtiger Heilungsfaktor, kann aber auch problematisch werden. Viele Patienten verfallen dann wieder in alte Muster. Setzen Sie das in den Therapien gelernte konsequent um! Finden Sie einen Mittelweg zwischen Belastungen und Entspannung. Knüpfen Sie erneut ihr soziales Netz und verabreden Sie sich mit Freunden und Bekannten. Versuchen Sie, die Zeit in der Klinik auch als etwas Positives zu sehen und nicht als Versagen. Sie haben einen wichtigen Schritt getan, den andere vielleicht niemals getan hätten. Sprechen Sie mit Ihrem Partner über die Alltagsgestaltung. Holen Sie sich Unterstützung, wenn Sie diese brauchen, aber sorgen Sie auch dafür, langsam immer aktiver zu werden. Lernen Sie mit Rückschritten umzugehen.

Häufig ist der Weg aus der Depression mit zwei Schritten nach vorne und einem zurück zu gehen. Wichtig ist das Ziel, nicht der Weg, den Sie brauchen. Sie verfügen über das Handwerkszeug, um diesen Weg zu gehen. Das besteht aus dem in den Therapien angeeigneten Wissen, ihren eigenen Veränderungen und Hilfsmitteln. Einige davon haben Sie bereits in diesem Buch kennen gelernt, zum Beispiel die Liste positiver Aktivitäten oder den Krisenplan.

Achten Sie auf die ersten Anzeichen

Ein wichtiges Thema, das bislang nicht angesprochen wurde, sind Frühsymptome. Frühsymptome sind die allerersten Veränderungen bei einer depressiven Episode und von Patient zu Patient unterschiedlich. Denken Sie an den Beginn ihrer depressiven Episode zurück. Setzte zuerst das Grübeln ein oder doch die Schlaflosigkeit? Was kam im Anschluss? Es ist wichtig, die individuellen Frühsymptome zu kennen. Sie werden in Zukunft viel genauer auf sich achten und lernen, Frühsymptome wahrzunehmen. Sie selbst kennen sich schließlich am besten. Oft kommen Patienten in die Notaufnahme und sagen: „Herr Doktor, ich glaube es geht wieder los. Sie müssen mich auf der Station aufnehmen!“ Lernen Sie ihre Frühsymptome kennen und handeln Sie beim nächsten Mal rechtzeitig. Je früher man der nächsten depressiven Episode, sofern es ein nächsten Mal überhaupt gibt, etwas entgegensetzt, desto besser.

NUN SIND SIE GEFRAGT!

Erstellen Sie eine Liste Ihrer Frühsymptome. Wenn Sie Hilfestellung brauchen, greifen Sie auf ➤ Kapitel 2 zurück.
Überlegen Sie sich stabilisierende Maßnahmen nach einer Krankenhausentlassung. Was kann Ihnen in den Bereichen Arbeit, Partnerschaft, Familie und Freunde Kraft geben? Was würde Sie nur belasten? Was können Sie selbst für sich tun?

KAPITEL

29 Angehörige und Selbsthilfe

Angehörige haben einen großen Stellenwert. Für die Angehörigen ist die depressive Erkrankung des Partners, der Schwester oder des Vaters ebenfalls eine große Belastung.

Häufig bestehen zu Beginn der Erkrankung viele Ängste und Sorgen. „Wird mein Angehöriger wieder gesund werden?", wird häufig gefragt. „Wann geht es ihm endlich besser?", ist eine ebenso häufige Frage. Diese Fragen lassen sich am besten in einem Gespräch zu dritt klären. Ich bevorzuge Gespräche mit dem Patienten statt über ihn. Auf diese Weise fühlt er sich nicht ausgeschlossen und kann selbst entscheiden, was er in das Gespräch mit einbringen möchte. Die Schweigepflicht ist dabei sehr strikt. Möchte der Patient nicht, dass mit den Angehörigen über die Erkrankung gesprochen wird, dann muss sich der behandelnde Arzt oder Therapeut unbedingt daran halten. Im **Angehörigengespräch** kann der Patient auch bestimmte Dinge aus dem Gespräch heraushalten. Die Ehefrau soll nicht erfahren, dass der Patient Stress mit seiner heimlichen Geliebten hatte? Dann darf Sie es selbstverständlich auch nicht vom Arzt erfahren.

In einem Gespräch mit Angehörigen wird auch oft das Thema Schuld angesprochen. Angehörige haben häufig das Gefühl, sich falsch verhalten zu haben und am Ausbruch der Erkrankung schuld zu sein. In diesen Fällen hilft es über die Ursachen einer Depression aufzuklären. Häufig lassen sich im Gespräch auch Konflikte erahnen, die eine Depression zumindest aufrechterhalten können.

Die Erkrankung ist nicht alles

Angehörige neigen dazu, den Betroffenen in Watte zu packen. Mit dem Patienten werden die Wochenend-Ausgänge besprochen und Listen erstellt, was er zu Hause tun soll: einkaufen, kochen und den Abwasch erledigen. Montagmorgens erzählt der Patient dann, er sei von seiner Frau regelrecht umsorgt worden und habe die ganze Zeit auf dem Sofa liegen können ohne einen Finger zu rühren. Da macht der beste Aktivitätsaufbau keinen Sinn. Ein depressiver Mensch muss nicht wie ein rohes Ei behandelt werden. Trauen Sie ihm etwas zu. Und trauen Sie sich auch als Patient mal zu sagen: „Lass mich das jetzt machen!" Die Grenzen kennt der Betroffene irgendwann selbst sehr gut. Geben Sie als Angehöriger der Erkrankung Raum und haben Sie ein offenes Ohr für die Wünsche und Nöte des Betroffenen. Machen Sie die Erkrankung aber nicht zum Mittelpunkt Ihrer Beziehung.

Selbsthilfegruppen für Angehörige

Hilfe bieten auch zahlreiche **Selbsthilfegruppen für Angehörige.** Ich selbst durfte eine solche Gruppe einige Zeit lang begleiten und war erstaunt welche neuen Aspekte man hier kennenlernt. Teilweise steht das Bedürfnis, den Betroffenen übertrieben zu umsorgen, auch einer Wut gegenüber. Einer Wut auf die Erkrankung, teilweise auch auf das Verhalten des Patienten. In solchen Gruppen besteht die Möglichkeit, unter Gleichgesinnten und ohne den Betreffenden eine solche Wut auch mal laut zu äußern: „Ich weiß, er kann nichts dafür, aber dieses ewige Geheule macht mich einfach nur fertig und geht mir tierisch auf die Nerven!" Das sind durchaus erlaubte Gefühle. Achten Sie also nicht nur auf den Patienten in der Familie, sondern auch auf sich selbst.

Selbsthilfegruppen für Betroffene

Selbsthilfegruppen gibt es natürlich auch **für Betroffene.** Diese Gruppen sind ebenfalls eine Möglichkeit, sich mit Gleichgesinnten auszutauschen. Bekannt geworden sind Selbsthilfegruppen vor allem im Zusammenhang mit Alkoholabhängigkeit. Hierbei bietet die Gruppe die Möglichkeit, gemeinsam daran zu arbeiten, weiterhin vom Alkohol fernzubleiben. Warum also nicht gemeinsam daran arbeiten von der Depression fernzubleiben? Sich gegenseitig auf schlechte Gedanken abklopfen, auf Frühsymptome achten oder auf die Erfüllung der Aktivitätenliste? Selbsthilfegruppen bieten dazu ein Forum und erfüllen gleich mehrere wichtige Funktionen. Zum einen kommt man unter Leute und ist gezwungen, auch mal das Haus zu verlassen, wenn einem nicht danach ist. Zum anderen hält einem die Gruppe einen Spiegel vor und kann rechtzeitig eingreifen, wenn die Depression einen Teilnehmer wieder im Griff haben sollte.

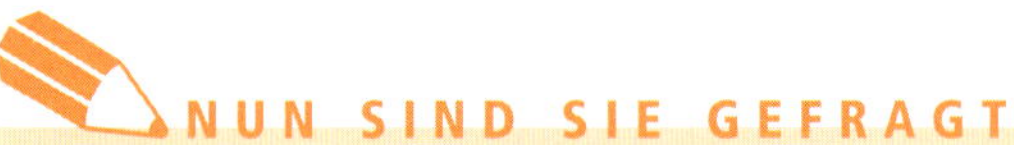

Erstellen Sie eine Liste mit fünf Punkten, die einem Patienten auf der einen Seite und einem Angehörigen auf der anderen Seite am Klinikaufenthalt des Patienten am wichtigsten sind. Wo finden sich Unterschiede, wo Gemeinsamkeiten?
Informieren Sie sich zudem über Selbsthilfegruppen in Ihrer Nähe. Wenn Sie aktuell Bedarf an einer solchen Gruppe haben, gehen Sie doch einfach mal vorbei, um sie sich anzuschauen.

KAPITEL

30 Zusammenfassung

29 Kapitel liegen nun hinter uns und ich hoffe, Sie konnten einiges über depressive Erkrankungen lernen. Das letzte Kapitel soll für eine Zusammenfassung genutzt werden.

Zunächst haben wir uns mit den Hauptsymptomen der Depression beschäftigt. Im zweiten Kapitel wurde verdeutlicht, dass gegen die Abwärtsspirale der Depression am besten eine Liste mit positiven Aktivitäten hilft. Ich hoffe, Sie konnten diese für sich erstellen. Wir haben uns mit dem Fühlen, dem Denken und dem Handeln beschäftigt und Unterschiede, aber auch den Zusammenhang der drei Vorgänge kennengelernt. Das Verletzlichkeits-Stress-Modell lieferte die theoretische Basis, Ursachen einer Depression beschreiben zu können, ehe wir uns mit der Diagnostik beschäftigten.

Nachfolgend galt es nun die Depression zu bekämpfen. Zunächst wurde die psychotherapeutische Behandlung von Depressionen erläutert und die medikamentöse Behandlung und deren Nebenwirkungen betrachtet.

Im nächsten Schritt ging es bereits um eine Veränderung: Suchtmittel, Ernährung und Sport wurden besprochen und es wurde festgestellt, wo Optimierungsbedarf gesehen wird. Weiterhin wurden ergänzende Therapieverfahren in Form der Lichttherapie, des Schlafentzugs oder der Elektrokrampftherapie dargestellt.

Um die Psychiatrie kennenzulernen wurde ein Blick hinter die Türen einer Akutstation geworfen, Einblicke in Therapiestation und Tagesklinik gegeben und das System der ambulanten Behandlung erklärt. Der wichtige Krisenplan wurde erstellt und über das Thema Suizidgedanken gesprochen. Beim Thema Schlafhygiene gab es eine kurze Verschnaufpause, ehe es richtig anstrengend wurde.

Wir beschäftigten uns mit schlechten Gedanken und deren Verschwinden mittels Spaltentechnik und Grübelstopp. Und als wäre das nicht genug mussten wir auch noch unsere sozialen Kompetenzen ausbauen. Da kam das Thema Stressbewältigung gerade recht. Grundzüge der progressiven Muskelrelaxation und des autogenen Trainings wurden dargestellt. Wir beschäftigten uns minutenlang mit einer Rosine und wurden auf einmal sehr achtsam. Auch die Rückkehr in den Alltag war ein Thema, ebenso wie Hinweise für Angehörige und die Vorstellung von Selbsthilfegruppen.

Rückblickend ein sehr umfangreiches Programm. Ich hoffe, Sie konnten viel Wissenswertes mitnehmen – ob als Betroffener, als Angehöriger oder einfach aus Interesse. Schauen Sie sich nochmals Ihre eingangs formulierte Liste mit Fragen an. Welche Fragen konnten Sie mithilfe dieses Ratgebers beantworten? Wo bleiben Fragen offen? Über eine Rückmeldung diesbezüglich würde ich mich sehr freuen. Gerne möchte ich Ihr Feedback dazu nutzen, an weiteren Projekten zu arbeiten. Die Arbeit an diesem Buch hat mir nämlich große Freude bereitet.

Zum Abschluss möchte ich mich bedanken. Allen voran noch einmal bei meinen Patienten, die mir so viel Inspiration für das Schreiben dieses Ratgebers gaben. Ohne ihre Fragen hätte ich nie begonnen darüber nachzudenken, wie man ein solches Buch gestalten könnte. Ich danke dem Team meiner Klinik und all jenen, die mich bei der Entstehung dieses Buches unterstützt haben, insbesondere den Damen und Herren vom Verlag und Lektorat. Dass aus meinen aufgeschriebenen Gedanken einmal ein solches Buch werden würde, das hätte ich mir nie erträumen können. Großer Dank gilt an dieser Stelle der Illustratorin Elisabeth Deim. Ich wusste zwar nicht, ob dieser Text jemals veröffentlicht werden würde, aber ich wusste, dass dieses Projekt nur mit ihren hervorragenden Illustrationen das werden würde was es heute ist. Ich freue mich auf weitere gemeinsame Projekte.

Mein abschließender Dank gilt Ihnen: Ich möchte mich an dieser Stelle für Ihr Interesse als Leserin und Leser bedanken und Ihnen alles Gute wünschen. Bleiben Sie gesund!

Ihr
Dr. med. Daniel Illy